Zied Hadrich
Maissa Bellaaj

HEMORRAGIA APÓS DUODENO-PANCREATECTOMIA CEFÁLICA

Zied Hadrich
Maissa Bellaaj

HEMORRAGIA APÓS DUODENO-PANCREATECTOMIA CEFÁLICA

INCIDÊNCIA, FACTORES DE RISCO E IMPACTO PROGNÓSTICO

ScienciaScripts

Imprint
Any brand names and product names mentioned in this book are subject to trademark, brand or patent protection and are trademarks or registered trademarks of their respective holders. The use of brand names, product names, common names, trade names, product descriptions etc. even without a particular marking in this work is in no way to be construed to mean that such names may be regarded as unrestricted in respect of trademark and brand protection legislation and could thus be used by anyone.

Cover image: www.ingimage.com

This book is a translation from the original published under ISBN 978-620-6-70755-4.

Publisher:
Sciencia Scripts
is a trademark of
Dodo Books Indian Ocean Ltd. and OmniScriptum S.R.L publishing group

120 High Road, East Finchley, London, N2 9ED, United Kingdom
Str. Armeneasca 28/1, office 1, Chisinau MD-2012, Republic of Moldova, Europe
Printed at: see last page
ISBN: 978-620-7-87911-3

Copyright © Zied Hadrich, Maissa Bellaaj
Copyright © 2024 Dodo Books Indian Ocean Ltd. and OmniScriptum S.R.L publishing group

ÍNDICE DE CONTEÚDOS

INTRODUÇÃO

A duodeno-pancreatectomia cefálica (DPC) é uma operação de grande envergadura, mas continua a ser o único tratamento curativo para a maioria dos tumores do carrefour biliopancreático.

Em casos excepcionais, pode também ser realizada em casos de traumatismo ou de pancreatite crónica.

A melhoria das técnicas cirúrgicas e a reanimação pós-operatória reduziram a mortalidade nas últimas três décadas. No entanto, a morbilidade pós-operatória permanece elevada, podendo atingir os 50%. (1)

Entre as complicações mais frequentes, a hemorragia após a fístula pancreática é um caso especial em termos de gestão e gravidade.(2). Apesar da importância do seu impacto na morbilidade e na mortalidade, poucos estudos se debruçaram especificamente sobre ela, nomeadamente na Tunísia.

O principal objetivo deste estudo foi determinar a incidência de hemorragia pós-ICP e estabelecer os seus factores de risco.

Os objectivos secundários foram estudar as características destas hemorragias, o impacto desta complicação na mortalidade aos 90 dias de pós-operatório e avaliar as práticas do serviço relativamente à sua gestão e, em segundo lugar, a morbilidade e mortalidade global da CEC.

MÉTODOS

1. Tipo e período de estudo :

Trata-se de um estudo retrospetivo, descritivo, de centro único, que abrangeu um período de 13 anos, de 1 de janeiro de 2010 a 30 de setembro de 2022, e que incluiu 32 doentes submetidos a CPP.

2. Domínio de estudo :

O estudo foi efectuado no serviço de cirurgia visceral do CHU Mongi Slim -la Marsa.

3. População do estudo :

Foram incluídos no estudo todos os doentes submetidos a duodeno-pancreatectomia cefálica por qualquer indicação, tratados no serviço de cirurgia visceral do CHU Mongi Slim de 1 de janeiro de 2010 a 30 de setembro de 2022.

Excluímos todos os ficheiros inutilizáveis ou incompletos.

3.1. Métodos :

Os dados foram recolhidos a partir dos registos hospitalares, fichas de monitorização e fichas de anestesia, todos recolhidos num formulário de estudo (modelo) produzido para cada doente.

Esta folha inclui :

3.1.1. Dados epidemiológicos :

- Idade
- Género
- Historial médico e cirúrgico do doente

3.1.2. Sinais funcionais:

Dor abdominal, Icterícia, Prurido, Fezes descoloradas, Vómitos, Hemorragia digestiva

3.1.3. Exame clínico :

Estado geral, Sensibilidade à palpação do abdómen, Icterícia, presença de bexiga palpável

3.1.4. Dados biológicos:

Exame hepático (para detetar citólise? Colestase?) Hemograma, TP

3.1.5. Dados de imagem :

Dados relativos à cirurgia :

3.1.6. Secção pré-operatória :

a. Estado nutricional :

A avaliação do estado nutricional antes da CEC é essencial para garantir o manejo ideal do paciente e para prevenir a morbidade e mortalidade pós-operatória.(3)

Esta avaliação baseou-se no peso, na altura, no IMC (Índice de Massa Corporal) e na medição da protidemia e da albuminemia.(4-6)

b. Drenagem biliar pré-operatória :

O objetivo da drenagem pré-operatória é combater a retenção biliar e preservar assim a função renal e hepática e o estado nutricional do doente.

A drenagem permite certamente eliminar a colestase e assegurar uma melhor preparação do doente.

Foram utilizados dois tipos de drenagem: (7-10).

Por endoscopia

Por via percutânea: por via trans-hepática sob controlo radiológico.

c. Terapia antibiótica curativa :

A antibioterapia de largo espetro, combinando uma cefalosporina de terceira geração + um aminoglicosídeo + um metronidazol, foi prescrita para os doentes com angiocolite pré-operatória.

d. Profilaxia da trombose venosa profunda :

A prevenção da trombose venosa profunda após a CPT é introduzida para todos os doentes como parte da luta contra a morbilidade e mortalidade pós-operatórias. (11-13).

Utilizámos 2 tipos de profilaxia para a trombose venosa profunda:

Profilaxia mecânica: combinando a elevação e a mobilização precoce do doente, bem como o uso de meias de compressão.

Profilaxia medicamentosa: com heparina de baixo peso molecular.

Esta prescrição é introduzida pelo menos no dia anterior à operação e prolonga-se durante pelo menos dez dias no pós-operatório.

3.1.7. Secção per-operatória :

a. Anestesia e reanimação : (8,14)

A operação é efectuada sob anestesia geral com monitorização cardíaca, pressão venosa central e um cateter vesical para monitorizar a diurese.

Para evitar o risco de hemorragia :

- é preparada uma reserva de glóbulos vermelhos e de FFP iso-grupo iso-rhesus.
- é inserido um cateter venoso central e a perda de sangue intra-operatória é quantificada utilizando um frasco de sucção graduado.

A profilaxia antibiótica e a administração de sandostatina foram sistematicamente administradas durante a indução.

b. Técnica cirúrgica: (Anexo 1)

Procedimento de Whipple + Conjunto de tipo infantil : (15-18)

Classicamente, a CPP envolve a ressecção de Whipple, a reconstrução de Child e a dissecção padrão dos gânglios linfáticos.

A CPP envolve a ressecção da cabeça do pâncreas, de todo o duodeno, da parte distal do estômago e dos canais biliares.

A dissecção dos gânglios linfáticos inclui a ressecção da lâmina retroportal.

Uma primeira abordagem à artéria mesentérica superior (AMS) é efectuada para tumores de grandes dimensões em que há dúvidas quanto à invasão vascular.

É geralmente utilizada a incisão bi-subcostal transversal em vez da abordagem mediana.

A primeira fase é exploratória para verificar se o tumor é respeitável.

Investigação e avaliação da ressecabilidade: (Apêndice 1)

O objetivo deste tempo é avaliar a possibilidade de um procedimento de excisão.

Procurámos o aspeto do pâncreas, a presença de gânglios linfáticos latero-aórticos ou inter-aotico-cavais, o istmo e o corpo da glândula e o contacto vascular com a artéria e a veia mesentéricas, bem como o troco portal.

Exérese :

Há quatro batidas sucessivas. A ordem em que são executados não é constante.

O procedimento começa com a colecistectomia e secção da via biliar principal, seguida da secção do estômago e do pâncreas e termina com a cura da lâmina retroportal (Anexo 1).

Restabelecimento da continuidade pancreatobiliodigestiva: abordagem da criança

Esta é a técnica mais clássica: o jejuno proximal drena o pâncreas, a via biliar e depois o estômago:

Começamos por uma anastomose pancreático-digestiva, nomeadamente a anastomose pancreático-jejunal, seguida da anastomose hepático-jejunal terminal, efectuada 20 a 30 centímetros a jusante da anterior, terminando com uma **anastomose gastro-jejunal**.

E acabamos por **esvaziá-lo**:

Recomenda-se a drenagem sistemática da cavidade peritoneal após a CEC(18) Assim, optamos por dois tubos de Salem ou dois drenos de Redon com ou sem lâmina corrugada em todos os pacientes.

3.2. Critérios de avaliação :

3.2.1. A ocorrência de hemorragia :

Tratando-se de uma complicação específica, incluímos qualquer hemorragia ocorrida nos 90 dias seguintes à operação, independentemente da sua origem (digestiva ou intra-peritoneal), especificando o momento e o método de descoberta, bem como o tratamento escolhido.

A hemorragia:

Diz-se que a hemorragia é **precoce**: se ocorrer nas < 24 horas após a operação.

Uma hemorragia é considerada **tardia** se ocorrer > 24 horas após a operação.

Uma hemorragia é considerada **de gravidade moderada** se :

- a perda de sangue é mínima ou moderada com uma queda na Hb < 3g/dl.

- Estado geral do doente preservado, sem necessidade de tratamento **OU** tratamento não invasivo/transfusão de um máximo de três concentrados de glóbulos vermelhos (RBC) **OU** tratamento endoscópico.

A hemorragia é considerada **grave** (19) se :

- Perda de sangue maciça e uma queda na Hb >3g/dl.
- Sinais de má tolerância (hipotensão, taquicardia, choque, oligúria)
- Necessidade de transfusão >três CGR.
- tratamento invasivo (embolização, angiografia de intervenção, reintervenção)

Grau A: A hemorragia pós-CPD é de início precoce + inta ou extradigestiva + **de** gravidade moderada.

Grau B: A hemorragia pós-CPD é de início precoce + intra ou extradigestiva + grave **OU de** início tardio + intra ou extradigestiva + de gravidade moderada.

Grau C: A hemorragia pós-CPD é tardia + intra ou extradigestiva + grave.

3.2.2. Outros critérios de morbilidade cirúrgica precoce:

Foram incluídos os doentes que tiveram uma complicação no prazo de 90 dias após a cirurgia.

As complicações tardias que ocorreram após este período foram excluídas deste estudo.

Existem dois tipos de complicações pós-operatórias precoces:

a. Complicações específicas :

Fístula pancreática: diagnóstico baseado nos níveis de amilasemia no líquido de drenagem (maior que três vezes o normal), a partir do terceiro dia de pós-operatório. (20) e persiste por três dias consecutivos.

Fístula biliar: diagnóstico baseado na drenagem da bílis.

Perturbação do esvaziamento gástrico: Essencialmente gastroparesia definida pelo Grupo Internacional de Estudos de Cirurgia Pancreática (ISGPS) como a não tolerância de alimentos sólidos a partir do sétimo dia ou quando se considera que o tubo gástrico deve ser mantido ou repousar após o terceiro dia a seguir à operação. (20)

b. Complicações não específicas :

As complicações inespecíficas dividem-se em complicações ***cirúrgicas*** inespecíficas (como evisceração, abcessos da parede, etc.) e complicações ***médicas*** (incluindo infecções respiratórias, infecções do trato urinário, descompensação da tara, etc.).

c. **Mortalidade operatória precoce:** definida como uma morte ocorrida no prazo de 90 dias após a operação.

3.3. Análise estatística :

Trata-se de um estudo retrospetivo monocêntrico de doentes submetidos a duodeno-pancreatectomia cefálica, tendo sido utilizada uma ficha pré-estabelecida para recolha de dados epidemiológicos, clínicos, para-clínicos, terapêuticos e evolutivos. Os dados foram introduzidos no programa estatístico SPSS 22.0.

As variáveis qualitativas foram expressas pelas suas frequências e proporções. As variáveis quantitativas foram expressas pelas suas médias, desvio padrão, intervalo de confiança e risco relativo.

As comparações entre duas variáveis qualitativas foram efectuadas através do teste do qui-quadrado, quando as condições de aplicação estavam reunidas, e do teste de Fisher nos restantes casos. Os testes de correlação de Pearson e Sperman foram utilizados para comparar duas variáveis quantitativas. A comparação de variáveis qualitativas com variáveis quantitativas foi efectuada através dos testes paramétricos de Student e ANNOVA, quando a normalidade estava assegurada, e dos testes não paramétricos de Wilcoxon e Kruskall Wallis nos restantes casos.

Foi efectuada uma análise multivariada através do cálculo de uma regressão logística para as variáveis com um "p" $< 0,1$ na análise univariada.

Foi calculado um valor limiar para as variáveis quantitativas significativas utilizando a curva ROC.

Uma relação entre variáveis é considerada significativa se o coeficiente de correlação "p" for $\leq 0,05$.

3.4. Pesquisa bibliográfica :

Começámos por procurar teses semelhantes na biblioteca da Faculdade de Medicina de Tunes.

Os dados da literatura foram recolhidos através da consulta de vários artigos na Internet, utilizando os sítios Web "Pub Med Medline" e "Cochrane Library".

As palavras-chave ou "meshes" utilizadas foram: duodenopancreatectomia, hemorragia pós-CPD, distúrbios de esvaziamento, fístula pancreática, fístula biliar, complicações precoces, morbilidade e mortalidade, etc., em duas línguas, inglês e francês, o que finalmente nos permitiu recolher as referências para este texto.

RESULTADOS

1. Estudo descritivo :

Recolhemos os dados de 32 pacientes operados por CPD no Serviço de Cirurgia Geral do Hospital Mongi Slim La Marsa durante um período de 13 anos, de 1 de janeiro de 2010 a 30 de setembro de 2022.

1.1. Epidemiologia :

1.1.1. Idade :

A idade média foi de 62 anos, com extremos de 47 e 75 anos, incluindo seis doentes com mais de 70 anos (2%).

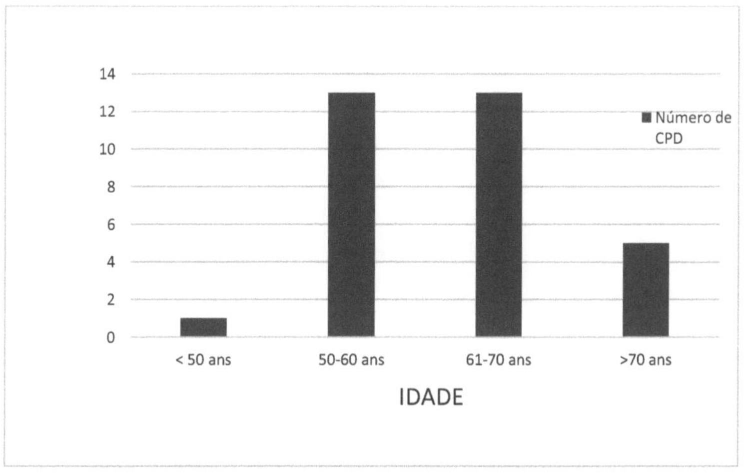

Figura 1 Número de CPD por grupo etário

1.1.2. Género :

No nosso estudo, havia 13 homens (40%) e 19 mulheres (60%), o que corresponde a um rácio entre os sexos de 0,68.

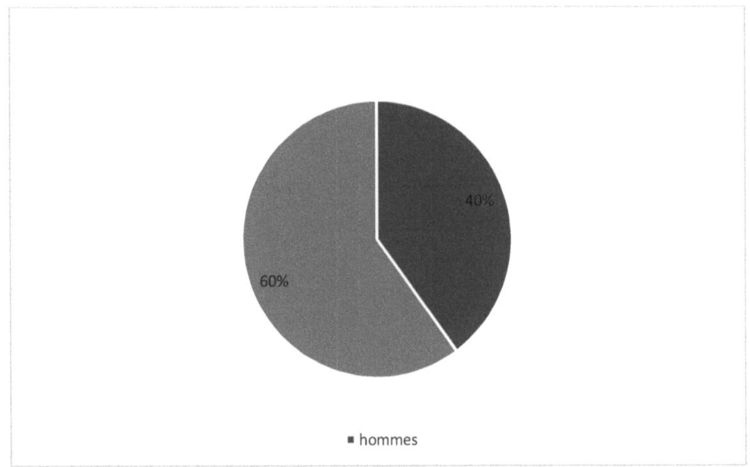

Figura 2 Repartição do DPC por género

1.1.3. História:

Dezoito doentes (56%) tinham pelo menos uma comorbilidade associada.

Nove doentes (28%) eram hipertensos, treze doentes (40%) eram diabéticos e sete doentes (21%) eram dislipidémicos.

Os antecedentes médicos estão descritos na tabela 1.

Mesa I Historial médico

Histórico médico anterior	Número de pacientes	Frequência
Diabetes	13	41 %
Hipertensão	9	28 %
Dislipidemia	7	22 %
Patologia cardíaca	5	16 %
Patologia respiratória	2	6 %
Distiroidismo	2	6 %

Depressão crónica	1	3 %
Anemia	1	3 %

Quinze doentes (46%) tinham antecedentes de cirurgia.

A colecistectomia (25%) e a apendicectomia (9%) foram as operações mais frequentes.

A história cirúrgica está detalhada na Tabela 2.

Tabela II História cirúrgica

História cirúrgica	Número de pacientes	Percentagem
Colecistectomia	8	25%
Apendicectomia	3	9 %
Hérnia	1	3 %
Cisto hidático	1	3 %
Histerectomia+Anexectomia	2	6 %
Mioma uterino	1	3 %
Colonoscopia total	1	3 %

1.2. Secção de diagnóstico :

1.2.1. Características clínicas :

Sinais funcionais :

A dor abdominal estava presente em 23 doentes (71%).

A iterícia estava presente em 27 doentes (84%).

O prurido estava presente em 16 doentes (50%), com lesões de coçar observadas em três doentes (13%).

O estado geral foi alterado em três doentes (9%).

A urina escura foi registada em 11 doentes (34%).

Foram registadas fezes descoloradas em 16 doentes (50%).

Foram registados vómitos em 4 doentes (12%).

A hemorragia digestiva do tipo melena foi observada em dois doentes (2%).

1.2.2. Características biológicas :

Testes de função hepática :

Os níveis de bilirrubina total estavam elevados em 29 doentes (96%).

O nível médio de bilirrubina total era de 178 µmol/l (14 vezes o normal).

Os níveis de bilirrubina conjugada estavam elevados em 25 doentes (78%).

O nível médio de bilirrubina conjugada era de 111 µmol/l (11 vezes o normal).

A GGT foi medida em 15 doentes, com um nível médio de 430 UI/l

(9 vezes o normal).

Foram efectuadas transaminases em todos os nossos doentes.

A citólise foi registada em 28 doentes (88%) com valores que variaram entre 2 e 11 vezes o normal.

A taxa média de TP foi de 88%.

Três doentes (9%) apresentaram um TP inferior a 70%.

Proteína / Albumina :

Os níveis de proteína e albumina foram medidos em apenas seis doentes (19%) da nossa série.

O nível médio de albumina era de 41g/l, com extremos que variavam entre 30g/l e 84 g/l.

O nível médio de proteínas totais era de 66g/L, com extremos que variavam entre 53g/L e 76g/L.

Hemograma (CBC) :

O nível médio de hemoglobina (Hb) era de 11,98; dezasseis doentes eram anémicos (50%) e tinham uma hemoglobina inferior a 12g/dl.

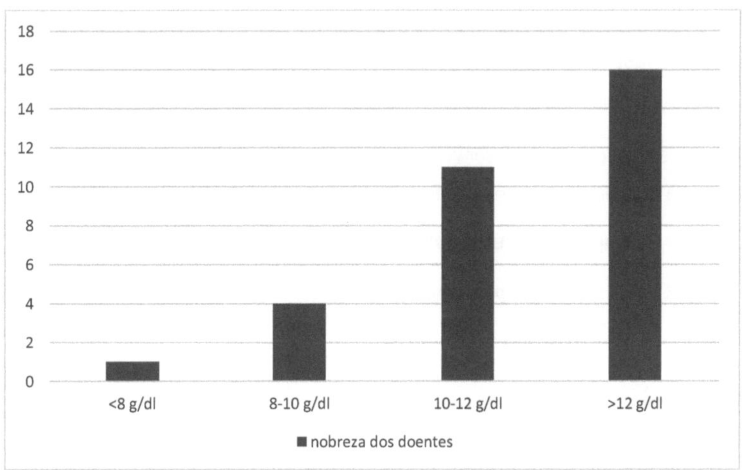

Figura 3 Distribuição dos pacientes de acordo com o nível de hemoglobina

A contagem de glóbulos brancos rondava, em média, os 8225 elementos/µl.

Seis doentes (19%) apresentavam hiperleucocitose.

Função renal :

Os níveis de creatinina variaram de 21 a 130 µmol/l, com uma média de cerca de 62 µmol/l.

Os valores de ureia variavam entre 2,1 mmol/l e 20 mmol/l, com um nível médio de 6,3 mmol/l.

Apenas dois doentes (6%) desenvolveram insuficiência renal aguda.

1.2.3. Dados radiológicos :

Foram realizadas ecografias abdominais e tomografias computorizadas em todos os doentes.

A dilatação das vias biliares foi encontrada em 31 doentes (97%).

A dilatação do ducto de Wirsung foi observada em 24 doentes (77%).

Em 30 casos (94%), foi visualizado um tumor na TC, o que levou a um diagnóstico pré-operatório.

Em 13 casos o tumor era da ampola de Vater (41%), em 12 casos um tumor da cabeça do pâncreas (37%), incluindo um tumor neuroendócrino suspeito, e em cinco casos um tumor do ducto biliar inferior (16%).

Quatro doentes (12,5%) desenvolveram angiocolite (incluindo dois doentes com tumores da ampola de Vater e dois doentes com tumores da cabeça do pâncreas).

1.2.4. Componente terapêutico :

1.2.4.1. Gestão pré-operatória :

a. Tratamento médico :

Vitamina k :

Nove doentes (28%) tinham recebido vitamina K no pré-operatório.

Antibioticoterapia :

A terapêutica antibiótica combinando uma cefalosporina, um aminoglicosídeo e metronidazol foi prescrita em quatro doentes (13%) para a angiocolite aguda.

Transfusão pré-operatória :

Apenas um doente (3%) recebeu uma transfusão pré-operatória de dois concentrados de glóbulos vermelhos (RBCs).

b. Drenagem biliar pré-operatória :

0Cinco doentes (16%) foram submetidos a drenagem biliar.

A drenagem foi efectuada por via endoscópica em 4 casos (13%) e por via percutânea em apenas um caso (3%).

1.2.4.2. Gestão intra-operatória :

a. Anestesia :

Todos os pacientes foram submetidos a uma anestesia geral.

b. Profilaxia antibiótica :

A profilaxia antibiótica foi efectuada em todos os doentes com Augmentin 2g na indução anestésica e repetida de quatro em quatro horas se a anestesia durar mais de quatro horas.

c. Sandostatina :

Treze doentes (39%) do nosso estudo beneficiaram da administração intra-operatória de sandostatina.

d. Cirurgia :

Abordagem :

A abordagem foi uma incisão bi-subcostal em 17 doentes (53%) e uma incisão na linha média em 14 doentes (44%).

Optou-se por cirurgia laparoscópica com conversão num doente (3%).

Qualidade do parênquima pancreático :

O aspeto do parênquima pancreático foi descrito como fibroso em cinco casos (16%) e mole em apenas um caso (3%).

Canal de Wirsung :

O ducto de Wirsung estava dilatado (>3 mm) em 23 casos (72%) e fino em sete casos (22%).

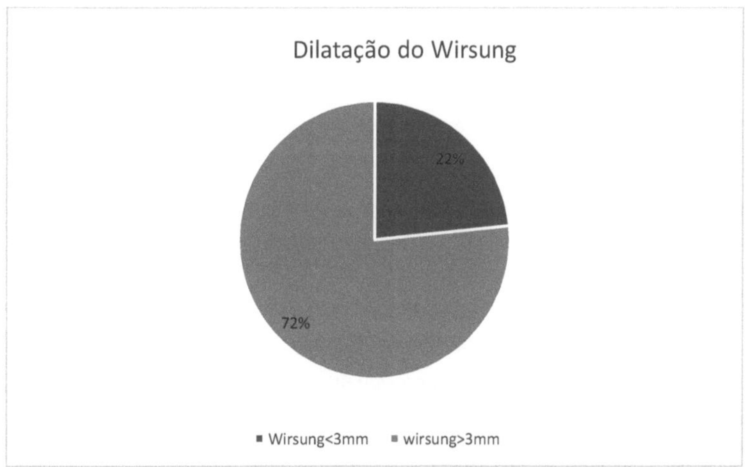

Figura 4 Dimensão do canal de Wirsung

Ducto biliar principal :

O ducto biliar principal estava dilatado em 30 casos (94%).

Controlo vascular :

Foi observado contacto com a veia mesentérica superior em três casos (9%) e com a veia porta em três casos (9%).

Gestos :

A CPP de Whipple com dissecção linfonodal padrão foi realizada em todos os pacientes. Em apenas um caso foi efectuada uma primeira abordagem à AMS. Não foi efectuada PCD pilórica.

-Anastomose pâncreas-digestiva :

A anatomia pancreático-digestiva era pancreático-jejunal em todos os doentes.

- Anastomose hepático-jejunal :

Foi efectuada uma anastomose hepático-jejunal endolateral em todos os doentes.

-Anastomose gastrojejunal :

A anastomose gastrojejunal foi efectuada em todos os doentes.

A anastomose foi terminolateral em 30 casos (94%) e laterolateral em dois casos (6%).

Drenagem :

A drenagem em contacto com as anastomoses foi realizada em todos os doentes.

Duas sondas Salem combinadas com uma lâmina ondulada ou Delbet foram escolhidas em 11 casos (34%), duas sondas Salem apenas em 4 casos (13%) e dois drenos Redon em 8 casos (25%).

Tempo de funcionamento :

O tempo médio de funcionamento foi de 362 minutos (6 horas e 2 minutos), com extremos que vão de 280 minutos (4 horas e 40 minutos) a 520 minutos (8 horas e 40 minutos).

Tabela III Tempo de funcionamento

	Média	**Desvio padrão**
Tempo de funcionamento	362 MINUTOS	82

1.2.4.3. Tratamento pós-operatório :

O tempo médio total de internamento foi de 26 dias, com extremos que variaram entre seis dias e 47 dias.

O tempo de permanência pós-operatória foi de 13 dias, variando de quatro a 31 dias.

Catorze doentes (44%) estiveram internados na unidade de cuidados intensivos durante uma média de três dias, com extremos que variaram entre um e oito dias.

Tabela IV Duração do internamento hospitalar

	Média	**Desvio padrão**
Tempo total de hospitalização	26 dias	11.35
Tempo de internamento pós-operatório	13 dias	7.3
Tempo de permanência nos cuidados intensivos	8 dias	2.7

A profilaxia da doença tromboembólica com heparina de baixo peso molecular foi efectuada em todos os doentes.

Um analgésico de nível 1 foi administrado a 27 doentes (84%) durante uma média de sete dias, com extremos que variaram entre um dia e 23 dias.

Em 19 doentes (59%), foi prescrito um analgésico de nível 2 durante uma média de cinco dias, com extremos que variaram entre um dia e 15 dias.

Um analgésico de nível 3 foi prescrito a 21 doentes (66%) durante uma média de cinco dias, com extremos que variaram entre um dia e 20 dias.

Dezassete doentes tinham recebido sandostatina durante uma média de nove dias, com extremos que variavam entre três e 24 dias.

1.2.5. Diagnóstico anatomopatológico :

O diagnóstico final após exame anatomopatológico foi maligno em 22 casos (69%) e pancreatite crónica em apenas um caso (3%).

Nos restantes nove casos (28%), o relatório da patologia não estava disponível.

O adenocarcinoma (ADK) foi encontrado em 21 doentes (66%) e as metástases de melanoma foram encontradas apenas num caso (3%).

A localização foi ampular em 12 casos (38%), cabeça do pâncreas em 8 casos (25%) e ducto biliar inferior em 4 casos (13%).

1.2.6. Acompanhamento pós-operatório imediato:

1.2.6.1. Sequências de funcionamento simples :

Na nossa série, treze doentes (40%) tiveram uma evolução pós-operatória simples com um tempo médio de permanência pós-operatória de 13 dias.

1.2.6.2. Morbidade :

Na nossa série, dezanove doentes sofreram complicações pós-operatórias, o que corresponde a uma taxa de morbilidade global de 59%.

As complicações cirúrgicas representaram 51% dos casos e as complicações médicas 7%.

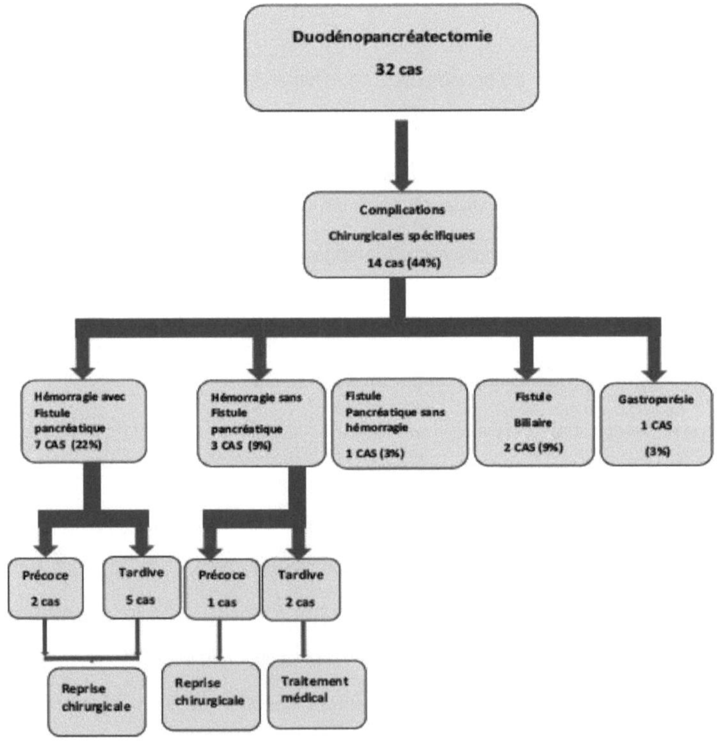

Figura 5 Complicações cirúrgicas específicas

a. Complicações cirúrgicas :

Dezasseis doentes (50%) sofreram pelo menos uma complicação cirúrgica.

a1) Complicações cirúrgicas específicas :

Pelo menos uma complicação cirúrgica específica foi registada em 14 doentes (44%) da nossa série.

Hemorragia :

Dez doentes (31%) sofreram hemorragia pós-operatória, sete dos quais homens e três mulheres.

O tempo médio para o início da hemorragia foi de oito dias, com extremos que variaram de um dia a 17 dias.

Na nossa série, três doentes apresentaram hemorragia precoce e sete apresentaram hemorragia tardia.

A hemorragia ocorreu em quatro doentes com antecedentes médicos (principalmente diabéticos e hipertensos) e em dois doentes com antecedentes cirúrgicos.

Seis doentes apresentaram hemorragia externa sob a forma de melena.

Um doente (3%) teve uma hemorragia de grau A, dois doentes (6%) tiveram uma hemorragia de grau B e cinco doentes (16%) tiveram uma hemorragia de grau C.

Os outros não preencheram as classificações dos diferentes graus.

Sete doentes desenvolveram deglobulização e cinco doentes entraram em choque.

Apenas um doente efectuou uma TAC abdominal, que revelou derrame intra-abdominal.

Seis doentes foram transfundidos com uma média de três concentrados de glóbulos vermelhos (RBC) e monitorizados de perto.

Oito pacientes (25%) foram reoperados num prazo médio de oito dias, com extremos que variaram de um dia a 13 dias. Três pacientes morreram após a reoperação.

Sete doentes foram internados na unidade de cuidados intensivos, três dos quais morreram.

***Hemorragia associada ao PF :**

Sete doentes apresentavam uma fístula pancreática associada à hemorragia.

Nestes doentes, a hemorragia ocorreu num prazo médio de quatro dias.

A hemorragia ocorreu precocemente num doente e tardiamente em quatro.

Em todos os doentes, a hemorragia exigiu uma nova intervenção.

***Hemorragia sem PF :**

A hemorragia sem PF ocorreu em três doentes num prazo médio de sete dias.

Ocorreu precocemente num doente e tardiamente em dois.

Apenas um doente teve de repetir a operação.

Mesa V Descoberta intra-operatória e procedimento durante a reintervenção após hemorragia

	Número de pacientes	**Gesto**
-Libertação da anastomose pancreticojejunal + Libertação da anastomose biliodigestiva -Origem da hemorragia não identificada	2	Fistulização dirigida da anastomose biliodigestiva sobre um dreno de Kehr + sutura da anastomose pancreaticojejunal.
-Afrouxamento da anastomose pancreaticojejunal -Origem da hemorragia não identificada	3	Reforço da anastomose pancreaticojejunal + drenagem.
Defeito na veia mesentérica inferior (VMI) + tronco esplenomesentérico	1	Sutura do defeito venoso + reconfecção da anastomose pancreaticojejunal.
Hematoma da parede abdominal	1	Hemostase cirúrgica.
Hemorragia digestiva com origem na artéria hepática	1	Hemostasia electiva da artéria hepática e pancreatectomia total.

Fístula pancreática :

Uma fístula pancreática foi descoberta em oito pacientes (25%) com um atraso pós-operatório médio de seis dias, variando de um dia a 12 dias.

Apenas num doente foi diagnosticada uma fístula pancreática sem hemorragia.

O diagnóstico de fístula pancreática foi efectuado após a análise da amilase do líquido drenado em seis doentes.

Todos os doentes foram submetidos a uma ecografia abdominal adicional.

Sete das fístulas pancreáticas foram classificadas como Grau B e apenas uma como Grau C.

Todos os doentes receberam tratamento médico.

A terapêutica antibiótica foi iniciada em sete casos durante uma média de dez dias (com um mínimo de dois dias e um máximo de 16 dias).

A sandostatina foi administrada a seis doentes.

Três fístulas foram mal direccionadas, uma das quais foi complicada por peritonite generalizada.

Seis doentes foram reoperados num prazo médio de oito dias de pós-operatório, com extremos que variaram entre quatro e 16 dias.

Optou-se por reconfecção ou reforço da anastomose pancreaticojejunal e drenagem em cinco casos e pancreatectomia total num caso.

O resultado foi bom em quatro casos e fatal em dois.

Fístula biliar :

A fístula biliar foi descoberta em três doentes (9%) num período pós-operatório médio de quatro dias, com extremos que variaram de um dia a oito dias.

A fístula estava bem direccionada nos três casos.

Apenas num caso foi efectuada uma ecografia abdominal.

Em dois casos, o doente foi colocado sob vigilância apertada e recebeu antibióticos durante uma média de oito dias.

Em caso algum foi necessária uma segunda operação.

Gastroparesia :

Apenas um doente (3%) apresentava uma perturbação do esvaziamento revelada por vómitos.

O doente foi medicado com Primperan e uma sonda nasogástrica, com boa evolução.

a2) Outras complicações cirúrgicas específicas :

Apenas um doente apresentou uma pancreatite aguda complicada por um abcesso pancreático.

a 3) Complicações cirúrgicas não específicas :

Na nossa série, cinco doentes (16%) tiveram complicações cirúrgicas inespecíficas, incluindo dois casos de evisceração (6%) e dois casos de abcessos hepáticos (6%).

b. Complicações médicas :

Oito doentes (25%) tiveram uma ou mais complicações médicas não específicas:

Quatro doentes (12%) tinham uma infeção do trato urinário, três doentes (9%) tinham uma infeção respiratória, três doentes (9%) tinham doença cardíaca descompensada e um doente (3%) tinha insuficiência renal aguda.

1.2.6.3. Mortalidade :

A taxa de mortalidade pós-operatória precoce (ou seja, no prazo de 90 dias após a operação) foi de 34% (11 doentes).

Os doentes que morreram eram cinco homens (16%) e seis mulheres (19%).

A idade média dos doentes que morreram era de 67 anos, com extremos que variavam entre 52 e 75 anos.

Dez doentes (31%) morreram devido a complicações pós-operatórias.

Sete doentes (22%) morreram devido a uma complicação cirúrgica específica:

Três doentes (9%) morreram devido a hemorragia pós-operatória.

Dois doentes (6%) morreram na sequência de uma fístula pancreática sem hemorragia associada.

Dois doentes (6%) morreram em consequência de fístula biliar.

Apenas um doente (3%) morreu devido a uma complicação médica: descompensação de uma doença cardíaca isquémica.

1.2.7. Quimioterapia adjuvante :

Cinco doentes receberam quimioterapia adjuvante para ADK da cabeça do pâncreas.

1.2.8. Acompanhamento:

Vinte e um pacientes (66%) compareceram ao ambulatório de cirurgia do Mongi Slim para acompanhamento pós-operatório.

O número médio total de consultas foi de oito, com extremos que vão desde uma única consulta até 20 consultas.

Cinco doentes (16%) continuaram o seu acompanhamento após a quimioterapia na consulta externa de oncologia (Salah Azaiz e Ariana), com uma média de cinco consultas.

2. Estudo analítico: Factores preditivos de hemorragia pós-operatória:

2.1. Estudo uni-variado :

Para determinar os factores preditivos da ocorrência de hemorragia pós-operatória, realizámos um estudo univariado de todos os dados pré, intra e pós-operatórios:

2.1.1. Pré-operatório:

No que diz respeito aos factores epidemiológicos, o sexo masculino foi significativamente mais frequente no grupo em que ocorreu uma complicação hemorrágica (p=0,045). No entanto, a idade, os antecedentes médicos e cirúrgicos do doente, a administração de vitamina K e a drenagem biliar não foram significativamente associados à hemorragia pós-CPD.

Os diferentes parâmetros são resumidos no quadro 5.

Tabela VI Factores preditivos pré-operatórios para hemorragia pós-CEC

Dados pré-operatórios	Sem hemorragia %	Hemorragia %	P
Sexo masculino	6 (18%)	7 (21%)	**0.045**
Idade			0.58
Historial médico	13 (40%)	4 (13%)	0.18
História cirúrgica	11 (34%)	2 (6%)	0.74
Vitamina K	6 (18%)	3 (9%)	0.42
Drenagem biliar	3 (9%)	0	0.43

2.1.2. Intra-operatório:

A duração da operação foi significativamente associada à hemorragia pós-PCP (p=0,017).

No entanto, o diâmetro do Wirsung, a dilatação das vias biliares e a qualidade do parênquima não parecem ter uma influência significativa na ocorrência desta complicação.

A construção da curva ROC para o tempo de funcionamento mostrou um limiar de 395 minutos.

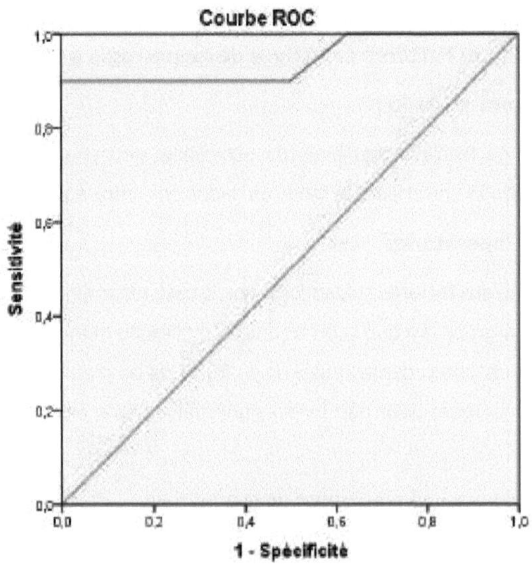

Figura 6 Curva ROC representando o melhor limiar preditivo para a ocorrência de hemorragia pós-operatória .

Tabela VII Factores preditivos intra-operatórios para hemorragia pós-CEC

Dados intra-operatórios	Sem hemorragia %	Hemorragia %	P
Tempo de funcionamento	16 (50%)	10 (31%)	**0.017**
Diâmetro fino do Wirsung	5 (16%)	2 (6%)	0.54
Parênquima pancreático friável	1 (3%)	0	0.31

2.1.3. Pós-operatório:

No pós-operatório, a presença de uma fístula pancreática foi validada como um fator predisponente para a ocorrência de hemorragia pós-ICP.

Tabela VIII Fatores preditivos de sangramento pós-operatório após CEC

Dados pós-operatórios	Sem hemorragia %	Hemorragi a %	P
Fístula pancreática	3 (9%)	5 (15%)	**0.03 7**
Gastroparesia	0	1 (3%)	0.33
Histologia :	13 (40%)	7 (22%)	0.59
-Adenocarcinoma	1 (3%)	0	
-pancreatite crónica	1 (3%)	0	
-metástases de melanoma			

2.2. Estudo multivariado :

Num estudo multivariado, a presença de uma fístula pancreática (p=0,021) e a duração da operação (p=0,00) foram factores independentemente associados à ocorrência de hemorragia precoce ou tardia pós-DPC.

Tabela IX Factores preditivos de hemorragia pós-CPD na análise multivariada

Dados	Sem hemorragia %	Hemorragia %	P
Fístula pancreática	3 (9%)	5 (15%)	0.021
Tempo de funcionamento	16 (50%)	10 (31%)	0.000
Sexo masculino	6 (18%)	7 (21%)	0.087

DISCUSSÃO

1. Resultados:

O nosso estudo incluiu 32 pacientes que foram submetidos a CPP.

A idade média destes doentes era de 62 anos, com extremos que variavam entre 47 a 75 anos de idade. A maioria eram mulheres, com um rácio de sexos de 0,68.

O diagnóstico final após exame anatomopatológico foi maligno em 22 doentes (69%) e pancreatite crónica em apenas um (3%).

As lesões malignas incluem adenocarcinoma em 66% dos casos e metástases pancreáticas em 3% dos casos.

O local de implantação foi a ampola em 34% dos casos, a cabeça do pâncreas em 22% e o ducto biliar inferior em 9%.

A PCD de Whipple com dissecção linfonodal padrão foi realizada em todos os casos. Apenas num caso foi efectuada uma primeira abordagem à AMS.

O tempo médio de funcionamento foi de 362 minutos (6 horas), com extremos que vão de 280 minutos (4 horas e 40 minutos) a 520 minutos (8 horas e 40 minutos).

A taxa de morbilidade foi de 54%.

Quarenta e três por cento da nossa série desenvolveu pelo menos uma complicação cirúrgica específica, como se segue:

hemorragia pós-operatória em 31% dos casos, hemorragia associada a uma fístula pancreática em 22% dos casos, não associada a uma fístula pancreática em 9% dos casos

Uma fístula pancreática isolada ocorreu em 25% dos casos, uma fístula biliar em 9%, gastroparesia em 3% e um abcesso pancreático em 3%.

Na nossa série, a taxa de mortalidade no início da operação foi de 34%. Dezasseis por cento eram homens e 19% eram mulheres. Os doentes que morreram tinham uma idade média de 67 anos, com extremos que variavam entre 52 e 75 anos.

Relativamente à hemorragia pós-operatória, três factores foram significativamente associados à ocorrência desta complicação: sexo masculino, presença de fístula pancreática e tempo operatório > 395 minutos (6h35 min).

Num estudo multivariado, a presença de uma fístula pancreática e um tempo de operação > 395 minutos (6h35 min) foram seleccionados como factores independentes que predispõem à hemorragia.

2. Pontos fortes e fracos da metodologia :

Todos os nossos doentes foram submetidos à mesma técnica cirúrgica, ou seja, CPP de Whipple com dissecção linfonodal padrão, o que reduziu o viés de seleção e desempenho.

A natureza monocêntrica do nosso estudo foi uma das suas principais limitações, uma vez que representou um viés de seleção.

Tentámos analisar a maior parte dos factores preditivos da ocorrência de hemorragia pós-operatória referidos na literatura, mas o carácter retrospetivo do estudo e a ausência de um controlo optimizado dos dados recolhidos constituíram também um obstáculo ao bom funcionamento do nosso estudo, uma vez que alguns processos careciam de precisão ou de determinados dados essenciais.

Por último, a dimensão reduzida da amostra não permitiu efetuar a

O estudo analítico é impossível para determinados factores.

3. Resultados pós-operatórios :

3.1. Morbidade :

Apesar das melhorias nas técnicas cirúrgicas nos últimos trinta anos, a morbilidade associada à CPP permanece elevada, como confirmado pelo nosso estudo.

Consoante a série, varia entre 50% e 55% na série tunisina (23-25).

Mesa X Morbilidade pós-operatória na série tunisina

série	Ano	Trabalhadores	Taxa de morbilidade
Makni(23)	2005	60	52%
Baccar(24)	2014	69	54%
Monografia ATC (25)	2016	448	53%
Hamdi Kbir(25)	2018	44	50%
A nossa série	2022	32	59%

É inferior nas séries internacionais, variando entre 25% e 45% (26-29).

Tabela XI Morbilidade pós-operatória em séries internacionais

série	Ano	Trabalha dores	Taxa de morbilidade
Yang(26)	2005	62	44%
MORIN(27)	2006	79	45%
D.Y Greenblatt et al(28)	2011	4945	27%
J.L Cameron(29)	2014	2000	45%
A nossa série	2022	32	59%

Na nossa série, a taxa de morbilidade global foi de cerca de 59%, o que é comparável à série tunisina e superior à das séries internacionais.

As complicações médicas representaram 7% e as complicações cirúrgicas 51%.

Foram registadas complicações cirúrgicas não específicas em 15% dos doentes e pelo menos uma complicação cirúrgica específica em 43% dos doentes.

3.1.1. Complicações cirúrgicas :

3.1.1.1. Hemorragia pós-operatória :

A hemorragia pós-CEC ocorre em 2% a 16% dos casos.(30) (31) e é responsável por 11% a 38% da taxa de mortalidade. É considerada um fator independente de mortalidade (19).

Na nossa série, dez doentes (31%) apresentaram hemorragia pós-DPC, dos quais sete homens e três mulheres.

Sete doentes foram internados na unidade de cuidados intensivos, três dos quais morreram.

O tempo médio para o início da hemorragia foi de oito dias, com extremos que variaram de um dia a 17 dias.

Na nossa série, dois pacientes apresentaram hemorragia precoce (<24 horas) e seis pacientes apresentaram hemorragia tardia (>24 horas).

O International Study Group of Pancreatic Surgery (ISGPS) definiu três graus de gravidade: A, B e C, com base no tempo de ocorrência da hemorragia, na sua localização e na sua gravidade (19).

Na nossa série, um doente apresentava hemorragia de grau A, dois doentes apresentavam hemorragia de grau B e cinco doentes apresentavam hemorragia de grau C.

Assim, devemos estar atentos a este tipo de complicações e prever uma monitorização rigorosa na unidade de cuidados cirúrgicos se forem identificados factores preditivos da sua ocorrência.

a. Factores predisponentes:

Vários factores são incriminados na ocorrência de hemorragia pós-operatória:

*Factores pré-operatórios

Vários estudos demonstraram que os homens estão mais expostos ao risco de hemorragia (32,33).

Este facto é consistente com a nossa série. Dos dez pacientes com hemorragia pós-CPD, sete eram do sexo masculino.

Idade avançada(32) e o estado do doente, nomeadamente se for hipertenso (34)subnutrido, obeso (35) ou com antecedentes de cirurgia digestiva(36) foram também identificados como factores de risco para hemorragia pós-CPD.

O tabagismo parece ser um fator de proteção em algumas séries. Duas hipóteses têm sido avançadas sobre este assunto: o efeito vasoconstritor da nicotina sobre os vasos e a ação fibrosante do tabaco sobre o parênquima pancreático, reduzindo assim o risco de FPs conhecidos pelo seu potencial erosivo.(34).

No nosso estudo, a idade e os antecedentes médicos e cirúrgicos do doente não foram significativamente associados à hemorragia.

Não dispomos de dados sobre o estado nutricional, o IMC ou os hábitos tabágicos do doente.

Esta informação deve ser procurada e incluída no processo do doente, de forma a avaliar a relação risco/benefício da DPC de acordo com o perfil do doente e assim garantir uma melhor preparação dos candidatos a DPC.

*Factores intra-operatórios :

A perícia cirúrgica é um fator determinante na ocorrência de hemorragia pós-CPD. A sutura vascular e a anastomose cuidadosas são a única forma de reduzir o risco de hemorragia.

Quanto aos achados intra-operatórios, um diâmetro fino do Wirsung parece ser um fator de risco de hemorragia na literatura (37).

O tecido pancreático mole e a perda de sangue intra-operatória significativa são factores de risco conhecidos para a ocorrência de fístula pancreática e podem, por conseguinte, conduzir indiretamente à ocorrência de hemorragia, mas estes factores não foram validados como factores de risco independentes.(35).

Na nossa série, um diâmetro pequeno de Wirsung não foi associado a um risco elevado de hemorragia.

O nosso estudo carece de dados sobre a qualidade do tecido pancreático e a quantificação da perda de sangue intra-operatória.

Vários estudos estabeleceram a relação causal entre um tempo de operação longo e a ocorrência de complicações pós-DPC em geral(38). No entanto, a relação entre o tempo operatório e a ocorrência de hemorragia pós-DPC, em particular, tem sido pouco estudada na literatura.

No nosso estudo, o tempo operatório > 395 minutos (6h35 min) foi selecionado como fator preditivo para a ocorrência de hemorragia.

Isto pode ser explicado pelo facto de um tempo operatório longo ser geralmente sinónimo de dificuldade operatória devido às relações vasculares. A duração da operação está também geralmente associada a um risco acrescido de infeção, o que, por si só, representa um fator de risco para a ocorrência de hemorragia pós-CPD.

*Factores pós-operatórios :

Vários estudos demonstraram que a ocorrência de infeção, abcesso intra-abdominal (especialmente se mal dirigido) ou fístula pancreática(35,36) é um fator de risco para hemorragia pós-CPD.

O nosso estudo corrobora os achados da literatura relativamente ao aumento do risco e gravidade da hemorragia na presença de uma fístula pancreática.

A explicação fisiopatológica é incerta: a erosão das paredes dos vasos pelo líquido pancreático é a mais comummente descrita.

b. Origem da hemorragia :

A hemorragia pós-CPD pode revelar-se inicialmente como uma "hemorragia sentinela(39,40)Trata-se de uma hemorragia moderada, diagnosticada clinicamente (hemorragia externa) ou biologicamente (perda de um ponto de hemoglobina entre D1 e D3), que precede um evento hemorrágico maior ou mesmo um estado de choque, daí a importância de uma vigilância apertada para a sua deteção precoce.

A hemorragia pode ser de origem intraperitoneal ou digestiva.

A hemorragia pode seguir-se ao afrouxamento da anastomose gastro-jejunal ou pancreático-gástrica(41) uma úlcera ou um pseudo-aneurisma(42).

A hemorragia pode também ser secundária à excisão da artéria gastroduodenal(43)tronco celíaco, artéria mesentérica superior, artéria hepática ou artéria esplénica.(39,41)

Na nossa série, a hemorragia foi secundária ao afrouxamento da anastomose pancreático-jejunal em sete casos, à lesão da veia mesentérica inferior num caso e à lesão da artéria hepática num caso.

Em dois casos, a origem da hemorragia não foi identificada.

c. Tratamento da hemorragia pós-CPD :

Tratamento endoscópico :

Suspeita-se de uma origem digestiva se o doente apresentar melena ou hematémese.

Em caso de suspeita de hemorragia digestiva (precoce ou tardia), a endoscopia é efectuada tanto para fins de diagnóstico como terapêuticos(44).

Quando o doente está hemodinamicamente estável, a endoscopia é utilizada para localizar a hemorragia e efetuar um procedimento de hemostase.

A desvantagem deste método é a sua falta de sensibilidade, tendo sido referido na literatura que pode produzir falsos positivos e que existe o risco de não se detetar a verdadeira origem da hemorragia, resultando num atraso no diagnóstico e no tratamento.(45)

Se a hemorragia puder ser localizada e o procedimento de hemostase tiver sido bem sucedido, deve ser agendado um controlo endoscópico; se este falhar, é efectuada uma laparotomia.

Na nossa série, nenhum dos doentes recebeu tratamento endoscópico.

De facto, a contribuição terapêutica da endoscopia é essencialmente no caso da anastomose pancreático-gástrica, enquanto que no nosso estudo todos os doentes tinham uma anastomose pancreático-jejunal.

Tratamento radiológico :

Uma vez estabilizado o doente, o angioscan injetado deve preceder qualquer decisão terapêutica, pois permite localizar a hemorragia (44,46).

O tratamento conservador deve ser preferido sempre que possível.

A radiologia de intervenção é mais frequentemente indicada em caso de hemorragia tardia num doente hemodinamicamente estável.

Este tratamento consiste na embolização arterial, combinada, evidentemente, com medidas de reanimação (47).

Esta técnica tem dado provas do seu valor, sendo apreciada pelo seu carácter minimamente invasivo, rapidez, baixa taxa de morbilidade e de permanência hospitalar associada, bem como uma taxa de sucesso entre 72% e 100%. (48).

No entanto, tem as suas limitações: pode falhar a origem da hemorragia se esta for venosa, difusa ou intermitente; e é tecnicamente difícil, especialmente se a hemorragia for proveniente do coto da artéria gastroduodenal, daí a vantagem de deixar um coto longo no intra-operatório. (45)

Na nossa série, nenhum dos doentes foi submetido a tratamento radiológico.

Tratamento cirúrgico :

Existem muitas razões para a repetição da cirurgia pós-ICP. A hemorragia é a principal causa de reoperação após a CEC, sendo responsável por 68% dos casos. (30,45)

Apesar dos progressos registados em termos de técnicas não invasivas, a repetição da cirurgia é muitas vezes inevitável quando a hemorragia está associada a complicações sépticas, o doente está hemodinamicamente instável e o tratamento conservador falhou ou não está disponível.

Devido à falta de disponibilidade de meios não invasivos, foi efectuada uma reintervenção em sete dos nossos doentes (com um atraso médio de 8 dias), o que pode explicar em parte a elevada taxa de mortalidade associada à hemorragia pós-DPC na nossa série.

No entanto, a angioscopia é recomendada para identificar a origem da hemorragia e determinar a indicação para laparotomia.(46).

Durante a revisão, o procedimento realizado depende da origem do sangramento, daí a necessidade de inspeção rigorosa do tronco celíaco, da artéria gastroduodenal, da artéria mesentérica superior, da lâmina portal, da veia porta e seus ramos e das anastomoses pancreticojejunal, hepatojejunal e gastrojejunal.(37).

Se a origem da hemorragia for identificada e a drenagem reposicionada, deve ser efectuado um procedimento de hemostase.

Dentre os principais procedimentos realizados durante a laparotomia relatados na literatura (37,49) incluem :

-Sutura de uma lesão do parênquima pancreático

-Sutura de locais hemorrágicos em anastomoses pancreaticojejunais, hepatojejunais ou gastrojejunais.

-Sutura da artéria lesada (gastroduodenal, mesocólica, hepática, esplénica, etc.)

-Sutura da veia lesada (veia porta, ramos da veia mesentérica superior, etc.)

-Suturar uma ferida na parede

-Empacotamento abdominal: trata-se de uma medida temporária, quando não é possível estancar a hemorragia, enquanto se aguarda a estabilização do doente e a correção dos problemas de coagulação, antes de se proceder a uma segunda laparotomia. (49).

Na nossa série :

-Três pacientes apresentaram afrouxamento da anastomose pancreaticojejunal, necessitando de reforço da anastomose pancreaticojejunal com drenagem.

-Dois doentes apresentavam simultaneamente uma anastomose pancreaticojejunal solta e uma anastomose biliodigestiva solta, necessitando de fistulização dirigida da anastomose biliodigestiva com sutura da anastomose pancreaticojejunal.

-Apenas um doente apresentou um defeito venoso na veia mesentérica inferior e no tronco esplenomesentérico que necessitou de sutura.

-Apenas um doente desenvolveu um hematoma na parede que exigiu hemostase cirúrgica.

A pancreatectomia total pode ser necessária em alguns casos, mas está associada a uma elevada taxa de mortalidade, entre 24% e 80%, bem como a uma morbilidade significativa, nomeadamente uma diabetes difícil de controlar e que prejudica a qualidade de vida do doente.(46).

Na nossa série, um doente apresentou uma hemorragia grave com origem na artéria hepática, tendo sido efectuada a hemostase da artéria hepática com uma pancreatectomia total.

Em 10% dos casos, a origem da hemorragia não pode ser identificada durante a laparotomia, resultando em perda maciça de sangue e falência de múltiplos órgãos seguida de morte. (37,49).

3.1.1.2. Fístula pancreática (FP) :

Esta é a complicação mais grave que surge após a CPP.

A incidência de fístula pancreática varia entre 1% e 36%. (50). As fístulas pancreáticas são responsáveis por 70% das taxas de mortalidade devido às complicações sépticas e hemorrágicas que lhes estão associadas(51).

É causada por uma rutura da anastomose pancreático-digestiva.

Em nossa série, a FP foi descoberta em oito pacientes (25%), dos quais dois faleceram. A FP foi descoberta em média seis dias após a CEC.

O ISGPF (International Study Group of Pancreatic Fistula) definiu a fístula pancreática em 2005 como a existência de uma fuga de líquido de um dreno (colocado intra-operatoriamente ou pós-operatoriamente) a partir do terceiro dia de pós-operatório, associada a um nível de amilase superior a três vezes o nível sérico normal. (20,52).

Foram definidos três graus:

Grau A: Assintomático, não requer tratamento específico.

Grau B: Estado geral preservado, sem sinais de sépsis grave ou hemorragia importante, tratamento médico recomendado.

Grau C: risco de vida, exigindo medidas de reanimação e procedimentos de drenagem cirúrgica adicionais.

a. Tratamento da PS:

Uma vez efectuado o diagnóstico de PF, o tratamento adequado ao grau deve ser iniciado o mais rapidamente possível.

Grau A: boa tolerância clínica, a secagem espontânea ainda é possível, pelo que optamos por um tratamento conservador e recomendamos a alimentação per os. Alguns estudos demonstraram o valor das sondostatinas na redução do tempo de evolução destes PF (53,54).

Grau B: O tratamento conservador também é recomendado para este tipo de fístula:

-Sonda nasogástrica / nutrição parentérica total.

Recomenda-se uma terapia antibiótica adequada para as amostras de drenagem.

Drenagem endoscópica ou guiada por ultra-sons, se não for bem sucedida, proceder à cirurgia (55).

Grau C: Uma reoperação (54,56) é a regra nas seguintes situações:

- hemorragia que não pode ser tratada por embolização guiada por rádio

-peritonite

-um abcesso inacessível à drenagem percutânea.

A taxa de reoperação após uma fístula pancreática varia entre 5% e 39%, consoante o estudo, com uma taxa de mortalidade de cerca de 39%. (57).

Os pormenores são controversos.

Algumas equipas são a favor da preservação do pâncreas e optam por uma anastomose com drenagem ou fistulização.

No entanto, esta atitude expõe o doente a um risco significativo de hemorragia e de complicações sépticas, que podem obrigar a uma nova intervenção.

Outras equipas recomendam a pancreatectomia total desde o início, com o risco de uma diabetes permanente e difícil de controlar.(58).

Na nossa série, de um total de oito pacientes com TV, sete foram classificados como Grau B e apenas um como Grau C.

A ausência de Grau A na nossa série pode ser explicada, em parte, pelo facto de o ensaio de amilase do líquido drenado não ser realizado por rotina.

Todos os doentes receberam tratamento médico.

Em sete casos, foi iniciada terapêutica antibiótica durante uma média de dez dias.

Três fístulas foram mal direccionadas, uma das quais foi complicada por peritonite generalizada.

Sete doentes foram reoperados num prazo médio de oito dias.

Em seis casos, a anastomose foi refeita ou reforçada, com lavagem e drenagem, e em apenas um caso a pancreatectomia foi realizada na sua totalidade.

b. Factores de risco FP :

Factores relacionados com o doente : (59,60)

-O género masculino

-IMC >25

-Perda de peso > 3 kg nos seis meses anteriores à operação.

No entanto, a diabetes parece ser um fator de proteção contra a EM.

Factores de risco relacionados com a patologia :

Cancro do duodeno, do ducto biliar comum, ampuloma e tumores do fígado.

as doenças endócrinas são mais susceptíveis de causar PF do que o adenocarcinoma ou a pancreatite crónica ou obstrutiva (61).

Factores de risco intra-operatórios :

-A **consistência macia** do parênquima pancreático é um fator predisponente na PF, o que explica a baixa taxa de PF se houver uma história de pancreatite crónica ou obstrutiva; um pâncreas gordo, em oposição a um pâncreas fibroso, é mais propenso à PF (62).

- Diâmetro do ducto de Wirsung < 3 mm (63).

-Tipo de anastomose: Uma anastomose pancreaticojejunal parece ser mais suscetível de causar PF do que uma anastomose pancreaticogástrica. (64).

Isto pode ser explicado pelo facto de a atividade das enzimas pancreáticas ser parcialmente inibida pela acidez gástrica, o que torna a secreção mais difícil.

menos prejudicial para a anastomose.

Além disso, a parede gástrica ricamente vascularizada proporciona uma excelente vascularização para a anastomose.

Na nossa série, seis pacientes apresentavam dilatação do ducto de Wirsung em oito com TV.

3.1.1.3. Fístula biliar :

A incidência de fístula biliar pós-CPD varia entre 3% e 8%.

É causada por uma rutura da anastomose hepato-jejunal e é diagnosticada pela presença de um nível de bilirrubina pelo menos três vezes superior ao da bilirrubina normal no líquido de drenagem abdominal a partir do terceiro dia de pós-operatório (65).

Na maioria dos casos, trata-se de uma complicação bem tolerada, que é drenada pela drenagem deixada no final da operação com boa evolução.

No entanto, pode causar uma coleção ou peritonite biliar que requer drenagem radiológica ou cirúrgica.

Por conseguinte, pode ser necessária uma nova operação para reparar ou entubar a anastomose utilizando um dreno de Kehr. (65)

A intubação através de uma abordagem trans-hepática percutânea também pode ser considerada.

Na nossa série, uma fístula biliar foi encontrada em apenas três pacientes (9%). Nos três casos, ela estava bem direcionada.

Em dois casos, o doente foi colocado sob vigilância apertada e recebeu antibióticos durante uma média de oito dias.

Em caso algum foi necessária uma segunda operação.

Dois doentes morreram.

Vários estudos referem que a idade avançada, a obesidade, a hipoalbuminemia e a associação com outras complicações pós-DPC (hemorragia e fístula pancreática) são os principais factores de risco para o desenvolvimento de uma fístula biliar (65).

3.1.1.4. Gastroparesia :

Foi definida pelo International Study Group of Pancreatic Surgery (ISGPS), em 2007, como a não tolerância a alimentos sólidos a partir do sétimo dia ou quando se considera que o tubo gástrico deve ser mantido ou repousar após o terceiro dia após a operação. (66)

É a complicação mais frequente após a CPP, ocorrendo em 40 a 57% dos pacientes operados (67,68). Corresponde a um atraso no esvaziamento gástrico sem que seja detetável qualquer obstáculo mecânico orgânico, resultando num atraso no reinício da alimentação oral.

A gastroparesia raramente apresenta risco de vida, mas prejudica a qualidade de vida do doente e é responsável por uma elevada taxa de readmissão.(69).

Aumenta significativamente o custo e a duração da hospitalização em 50%.

Na nossa série, apenas um doente desenvolveu gastroparesia, que evoluiu bem sob tratamento médico.

a. Factores preditivos de gastroparesia :

<u>Curso preparatório :</u>

-Idade >75 (70)

-Diabetes (71)

- excesso de peso (IMC>25 kg/m2)(72)

<u>Intra-operatório :</u>

Vários estudos têm demonstrado que **a CEC com preservação pilórica** tem maior probabilidade de causar gastroparesia do que a CEC de Whipple.

Vários autores defendem a hipótese de que o piloroespasmo é responsável pelo aparecimento da gastroparesia, pelo que têm optado pela técnica de Whipple para prevenir esta complicação, uma vez que esta envolve antrectomia.(73)

No que diz respeito às modalidades de reconstrução cirúrgica, vários ensaios e meta-análises sugeriram que não existe uma diferença significativa entre

anastomose pancreaticogástrica e pancreaticojejunal (74,75).

<u>Pós-operatório :</u>

A coexistência de outras complicações, nomeadamente **fístulas pancreáticas** e **abcessos intra-abdominais,** aumenta a incidência de gastroparesia (76).

b. Tratamento :

O tratamento da gastroparesia inclui medidas dietéticas e a administração de procinéticos padrão, como a metoclopramida ou a domperidona.

Como tratamento de segunda linha, pode ser considerada a eritromicina intravenosa (77).

No nosso estudo, apenas um doente apresentou gastroparesia revelada por vómitos.

Foi-lhe administrada metoclopramida e uma sonda nasogástrica, com boa evolução.

3.1.2. Complicações médicas :

A taxa de complicações médicas varia consoante a série e pode atingir 8%. (78).

Na série de Han et al(79) as complicações médicas foram dominadas por infecções respiratórias (4%) e o aparecimento de diabetes mellitus (2%).

Na série de Schmidt(78)as complicações cardiorrespiratórias foram da ordem dos 15% e as infecções do local da cirurgia foram da ordem dos 5%.

Na nossa série, a taxa de complicações médicas foi superior à das séries internacionais, atingindo 25%.

Estas complicações foram essencialmente infecciosas (12% infecções urinárias e 9% infecções respiratórias) ou descompensação de um defeito (9%).

3.2. Mortalidade:

Quando a duodeno-pancreatectomia foi descrita pela primeira vez nos anos 60 e 70, estava associada a uma taxa de mortalidade muito elevada de até 25%. (80).

A mortalidade diminuiu consideravelmente nos últimos anos, situando-se atualmente entre 5% e 8%. (81).

Existe uma relação inegável entre a experiência da equipa que realiza a cirurgia pancreática e a qualidade do seguimento pós-operatório, pelo que em centros com elevado volume de operações a taxa de mortalidade é ainda mais baixa, rondando os 1,5%. (29,80).

Nas séries tunisinas, a mortalidade pós-DPC permanece elevada:

18% na série de Hamdi Kbir et al, 17% na série de Baccar et al, 8% na série de Makni et al e finalmente 16% na série tunisina da Associação Tunisina de Cirurgia (ATC) em 2016.

Na nossa série, a taxa de mortalidade foi ainda mais elevada, de cerca de 34%.

Este facto pode ser explicado pelas comorbilidades apresentadas pelos doentes e pela natureza avançada dos tumores operados no nosso departamento.

As causas de morte são múltiplas e inter-relacionadas.

É claro que as complicações cirúrgicas pós-operatórias continuam a ser a causa mais comum, mas o estado do doente e o equilíbrio das morbilidades não devem ser negligenciados.

A idade avançada, superior a 75 anos, é um fator de risco de mortalidade, segundo vários estudos (85,86).

Na nossa série, os doentes que faleceram tinham uma idade média de 67 anos, com extremos que variavam entre os 52 e os 75 anos.

A presença de co-morbilidades, principalmente cardio-respiratórias (hipertensão arterial, broncopneumopatia obstrutiva), insuficiência renal, demência, desnutrição e hipoalbuminemia, bem como o tratamento neoadjuvante são factores de mau prognóstico. (28,85).

Na nossa série, 56% tinham pelo menos uma comorbilidade associada.

(Dos quais 28% eram hipertensos e 40% eram diabéticos)

Por fim, a experiência do cirurgião (79) e os critérios de seleção dos doentes submetidos a DPC também continuam a ser factores determinantes na morbilidade e mortalidade pós-operatórias (58).

De facto, a especialização em cirurgia pancreática pode conduzir a melhores resultados.

As complicações específicas, em particular a hemorragia pós-operatória e as fístulas, são preditivas de mortalidade, especialmente se envolverem uma operação repetida (o que é, por si só, um fator de risco). (84, 87,88).

A reintervenção está associada a uma taxa de mortalidade que varia entre 23 e 67%. (89).

Na nossa série, apenas um doente faleceu devido a uma complicação médica: descompensação da tara.

Trinta e um por cento dos doentes morreram devido a uma complicação cirúrgica específica: 9% devido a hemorragia pós-operatória e 13% devido a fístula pancreática ou biliar.

Tabela XII Mortalidade pós-operatória em séries da Tunísia

série	Ano	Trabalh adores	Taxa de mortalidade
Makni (23)	2005	60	8
Baccar (24)	2014	79	17
Monografia ATC(82)	2016	448	16
Hamdi Kbir(25)	2018	44	18
A nossa série	2022	32	34

Tabela XIII Mortalidade pós-operatória em séries internacionais

série	Ano	Força de trabalho	Taxa de mortalidad e
J.S. Hill et al.(83)	2010	5715	6%
D.Y Greenblatt et al(28)	2011	4945	3%
J.L Cameron(29)	2014	2000	1%
***Narayanan et al*(84)**	2016	551	4%
A nossa série	2022	32	34%

CONCLUSÕES

A duodeno-pancreatectomia cefálica (CDP) é um procedimento cirúrgico arriscado, mas continua a ser o único tratamento curativo para certos tumores da junção biliopancreática.

Pode também ser indicada em casos raros de pancreatite crónica ou no contexto de um traumatismo.

As melhorias nas técnicas cirúrgicas e na reanimação reduziram as taxas de mortalidade ao longo dos anos, mas a taxa de morbilidade pós-operatória permanece elevada, em cerca de 50%.

As complicações pós-operatórias mais frequentes incluem hemorragia associada a fístulas biliares, hemorragia isolada, fístulas biliares e pancreáticas e gastroparesia.

A hemorragia pós-CPD é pouco estudada na literatura, apesar de ser geralmente fatal.

O principal objetivo deste estudo foi determinar a taxa de morbilidade e mortalidade imediata associada a esta operação em geral, e à hemorragia pós-operatória em particular, e identificar os factores de risco para a sua ocorrência.

Assim, realizámos um estudo retrospetivo que incluiu todos os doentes submetidos a CPD no serviço de cirurgia visceral do CHU Mongi Slim durante um período de 12 anos, de 1 de janeiro de 2010 a 30 de setembro de 2022.

Os dados relativos ao pós-operatório imediato foram recolhidos numa ficha de recolha de dados e posteriormente analisados estatisticamente.

A nossa série incluiu 32 doentes, 13 homens (41%) e 19 mulheres (60%), o que corresponde a um rácio entre sexos de 0,68.

A idade média era de 62 anos, com extremos de 47 e 75 anos.

No que respeita aos dados clínicos, a dor abdominal estava presente em 23 doentes, a iterícia em 27 e o prurido em 16.

Em três doentes foi observada uma deterioração do estado geral.

No que respeita aos dados biológicos, os níveis de bilirrubina eram elevados em 29 doentes (média de 178 µmol/l). Dezasseis doentes eram anémicos (50%) e tinham níveis de hemoglobina inferiores a 12g/dl. O nível médio de albumina era de 41g/l.

Todos os doentes foram submetidos a uma ecografia abdominal e a uma TAC pré-operatórias. Em 30 casos (94%), foi visualizado um tumor por TAC, o que fez o diagnóstico pré-operatório.

O diagnóstico final após exame anatomopatológico foi adenocarcinoma (ADK) em 21 casos (66%), metástases de melanoma num caso (3%) e pancreatite crónica num caso (3%).

Todos os pacientes foram submetidos à CPP de Whipple com dissecção linfonodal padrão, e apenas um foi submetido a uma abordagem primária da AMS. Não foi efectuada nenhuma PCD pilórica.

A abordagem foi uma incisão bicostal em 17 casos (53%) e uma incisão na linha média em 14 casos (44%).

A cirurgia laparoscópica com conversão foi escolhida em apenas um caso (3%).

O ducto de Wirsung estava dilatado (>3 mm) em 23 casos (72%).

A anatomia pancreático-digestiva era pancreaticojejunal em 30 casos (94%).

O tempo médio de funcionamento foi de 362 minutos (6 horas e 2 minutos), com extremos que vão de 280 minutos (4 horas e 40 minutos) a 520 minutos (8 horas e 40 minutos).

A taxa de mortalidade pós-operatória foi de 34%.

Dez doentes (31%) morreram devido a complicações pós-operatórias.

Sete doentes (22%) morreram devido a uma complicação cirúrgica específica:

Três doentes (9%) morreram devido a hemorragia pós-operatória.

Dois doentes (6%) morreram na sequência de uma fístula pancreática.

Dois doentes (6%) morreram em consequência de fístula biliar.

Apenas um doente (3%) morreu devido a uma complicação médica: descompensação da tara.

No nosso estudo, 19 doentes sofreram complicações pós-operatórias, o que corresponde a uma taxa de morbilidade global de 59%.

As complicações médicas ocorreram em 7% dos casos e as complicações cirúrgicas em 51%.

Na nossa série, cinco doentes (16%) tiveram complicações cirúrgicas não específicas e 14 doentes (44%) tiveram pelo menos uma complicação cirúrgica específica.

Dez doentes (32%) sofreram hemorragia pós-operatória, sete dos quais homens e três mulheres.

O tempo médio para o início da hemorragia foi de oito dias (com extremos que variaram de um dia a 17 dias).

Cinco doentes apresentavam uma fístula pancreática associada à hemorragia.

Um doente teve uma hemorragia de grau A, dois doentes tiveram uma hemorragia de grau B e cinco doentes tiveram uma hemorragia de grau C.

A hemorragia deveu-se ao afrouxamento da anastomose pancreático-gástrica em sete casos, à lesão da veia mesentérica inferior num caso e à lesão da artéria hepática num caso.

Seis doentes foram transfundidos com uma média de três concentrados de glóbulos vermelhos e acompanhados de perto.

Oito pacientes foram reoperados num prazo médio de oito dias (com extremos que variaram de um dia a 13 dias) e três pacientes morreram após a reoperação.

O estudo univariado mostrou que o sexo masculino (p=0,045), a duração da operação (p=0,017) e a presença de uma fístula pancreática (p=0,037) foram factores predisponentes para a ocorrência de hemorragia pós-DPC.

A construção da curva ROC encontrou um limiar de 395 minutos.

No estudo multivariado, a presença de uma fístula pancreática e a duração da operação foram independentemente preditivos da ocorrência de hemorragia.

Foi detectada uma fístula pancreática em oito doentes (25%) com um atraso pós-operatório médio de seis dias.

Sete dos PS foram classificados como Grau B e apenas um como Grau C.

Todos os doentes receberam tratamento médico.

Em sete casos, foi iniciada terapêutica antibiótica durante uma média de dez dias.

Três fístulas foram mal direccionadas, uma das quais foi complicada por peritonite generalizada.

Sete doentes foram reoperados, com um atraso médio de oito dias no pós-operatório.

Optou-se por reconfecção ou reforço da anastomose pancreaticojejunal e drenagem em cinco casos e pancreatectomia total num caso.

O resultado foi bom em quatro casos e fatal em dois.

Foi descoberta uma fístula biliar em três doentes (9%), com um atraso pós-operatório médio de quatro dias, e nos três casos estava bem direccionada.

Em caso algum foi necessária uma segunda operação.

Apenas um doente desenvolveu gastroparesia, tendo-lhe sido administrada metoclopramida e uma sonda nasogástrica, com uma boa evolução.

O tempo médio de hospitalização total foi de 26 dias.

O internamento pós-operatório foi de 13 dias.

Catorze doentes (44%) foram internados na unidade de cuidados intensivos durante uma média de três dias.

A taxa de morbilidade pós-DPC permanece alarmantemente elevada, variando entre 27% e 35% nas séries estrangeiras e entre 50% e 54% nas séries tunisinas.

A hemorragia é a complicação mais letal, com uma taxa de mortalidade de cerca de 38%.

Existem dois tipos de hemorragia, consoante o momento do seu aparecimento: a precoce (<24 horas), que tem geralmente um bom prognóstico, e a tardia (>24 horas).

A hemorragia pode ser de origem digestiva ou peritoneal.

As causas de hemorragia incluem erros técnicos, hemostase insuficiente ou coagulopatia.

A hemorragia pode ser secundária a uma anastomose gastrojejunal ou pancreático-gástrica frouxa, a uma úlcera ou a um pseudoaneurisma.

A hemorragia pode também ser secundária a lesões da artéria gastroduodenal, do tronco celíaco, da artéria mesentérica superior, da artéria hepática ou da artéria esplénica.

Os factores associados são controversos na literatura, sendo que todas as séries incriminam a fístula pancreática e a presença de infeção intra-abdominal ou abcesso.

No entanto, podem estar envolvidos outros factores: o estado do doente (sexo masculino, idade avançada, co-morbilidades, obesidade ou desnutrição), um diâmetro fino do Wirsung e a duração da operação.

Uma vez estabilizado o doente, o angioscan injetado deve preceder qualquer decisão terapêutica, seja ela cirúrgica ou endoscópica.

A FP é a complicação mais grave, com uma incidência que varia entre 1% e 36%.

É causada por uma rutura da anastomose pancreático-digestiva.

Vários factores são preditivos de TV pós-CPD.

Algumas estão relacionadas com o estado do doente, como a obesidade ou a perda de peso recente.

Podem estar relacionados com o pâncreas, como um diâmetro fino do Wirsung ou uma consistência macia do parênquima.

Uma anastomose pancreaticojejunal também parece ser um fator predisponente para fístulas pancreáticas.

A fístula biliar é uma complicação relativamente rara, com uma incidência de 3% a 8%.

É causada pelo rompimento da anastomose hepático-jejunal.

Na maioria dos casos, trata-se de uma complicação bem tolerada que não requer qualquer tratamento especial.

Se for complicada por uma coleção ou peritonite biliar, é efectuada uma drenagem radiológica ou cirúrgica.

A gastroparesia é a complicação mais frequente, ocorrendo em até 57% dos casos. O tratamento baseia-se em medidas dietéticas e na prescrição de procinéticos.

A mortalidade pós-DPC diminuiu consideravelmente nas duas últimas décadas. Nas séries estrangeiras, a taxa de mortalidade varia entre 1% e 6%, enquanto nas séries tunisinas permanece elevada, variando entre 8% e 18%.

A mortalidade continua intimamente ligada à idade (>75 anos), ao estado do doente e à ocorrência de complicações pós-operatórias, especialmente se for necessária uma revisão.

É de salientar que a experiência do cirurgião e os critérios de seleção dos doentes submetidos a DPC são factores determinantes na morbilidade e mortalidade pós-operatória.

Por conseguinte, pode concluir-se que é necessária uma abordagem multidisciplinar com critérios de seleção precisos para combater a morbilidade e a mortalidade pós-DPC.

Uma melhor preparação do doente, melhores técnicas cirúrgicas e um tratamento precoce das complicações podem melhorar o prognóstico do doente.

A hemorragia pós-DPC é uma complicação rara, mas fatal, e seu manejo deve envolver a participação de cirurgiões, gastrologistas, radiologistas e unidades de terapia intensiva.

O tratamento conservador deve ser preferido sempre que possível, e uma melhor disponibilidade de meios não invasivos reduziria o risco de uma nova cirurgia.

A monitorização atenta e o rastreio precoce e sistemático de fístulas pancreáticas e biliares e de gatroparesia são as melhores formas de prevenir a morbilidade e mortalidade pós-operatórias.

REFERÊNCIAS

1 Petermann D, Ksontini R, Halkic N, Demartines N. Cephalic surgery: indications, results and management of complications. Rev Médicale Suisse. 2008;

2 Karim SAM, Abdulla KS, Abdulkarim QH, Rahim FH. Os resultados e complicações da pancreaticoduodenectomia (procedimento de Whipple): estudo transversal. Int J Surg. Abr 2018;52:383-7.

3 Pappas S, Krzywda E, Mcdowell N. Nutrição e pancreaticoduodenectomia. Nutr Clin Pract. junho de 2010;25(3):234-43.

4 Cristaudi A, Cerantola Y, Grass F, Hübner M, Demartines N, Schaefer M. Preoperative nutrition in visceral surgery: recommendations and reality. Rev Med Suisse. 22 de junho de 2011;300(24):1358-61.

5 Sorensen J, Kondrup J, Prokopowicz J, Schiesser M, Krähenbühl L, Meier R, et al. EuroOOPS: Um estudo internacional e multicêntrico para implementar o rastreio do risco nutricional e avaliar os resultados clínicos. Clin Nutr. junho de 2008;27(3):340-9.

6 Barthet M, Moutardier V, Marciano S. Adenocarcinoma do pâncreas: que avaliação é necessária para determinar a ressecabilidade? Gastroenterologie Clin Biol. Fev. 2007;31(2):216-21.

7 . Nini E, Slim K, Belghiti J. Preoperative biliary drainage or not before cephalic duodenopancreatectomy (CPD)? Ann Chir. Dez 2003;128(10):714-5.

8 Bineshfar N, Malekpour Alamdari N, Rostami T, Mirahmadi A, Zeinalpour A. O efeito da drenagem biliar pré-operatória nas complicações pós-operatórias da pancreaticoduodenectomia: um estudo retrospetivo de três centros. BMC Surg. 18 Nov 2022;22(1):399.

9 Saleh MMA, N[oslash]rregaard P, J[oslash]rgensen HL, Andersen PK, Matzen P. Preoperative endoscopic stent placement before pancreaticoduodenectomy: A meta-analysis of the effect on morbidity and mortality. Gastrointest Endosc. Oct 2002;56(4):529-34.

10 Sewnath ME, Karsten TM, Prins MH, Rauws EJA, Obertop H, Gouma DJ. A Meta-analysis on the Efficacy of Preoperative Biliary Drainage for Tumors Causing Obstructive Jaundice (Meta-análise sobre a eficácia da drenagem biliar pré-operatória para tumores que causam iterícia obstrutiva). Ann Surg. 2002;236(1).

11. Ines K, Lamia BH, Eya C, Marie H, Samira A, Imène B, et al. Particularidades da trombose venosa profunda em idosos. Tunis Med. 2015;93.

12. Key NS, Khorana AA, Kuderer NM, Bohlke K, Lee AYY, Arcelus JI, et al. Profilaxia e tratamento do tromboembolismo venoso em pacientes com câncer: atualização das

diretrizes de prática clínica da ASCO. J Clin Oncol. 10 de fevereiro de 2020;38(5):496-520.

13 Gervaso L, Dave H, Khorana AA. Tromboembolismo venoso e arterial em pacientes com câncer. JACC CardioOncology. junho de 2021;3(2):173-90.

14 Gurusamy KS, Koti R, Fusai G, Davidson BR. Análogos da somatostatina para cirurgia pancreática. Cochrane Upper GI and Pancreatic Diseases Group, editor. Cochrane Database Syst Rev [Internet]. 30 Abr 2013 [citado 29 Mar 2023]; Disponível em: https://doi.wiley.com/10.1002/14651858.CD008370.pub3

15 Hüttner FJ, Fitzmaurice C, Schwarzer G, Seiler CM, Antes G, Büchler MW, et al. Pancreaticoduodenectomia com preservação do piloro (pp Whipple) versus pancreaticoduodenectomia (Whipple clássico) para o tratamento cirúrgico do carcinoma periampular e pancreático. Cochrane Upper GI and Pancreatic Diseases Group, editor. Cochrane Database Syst Rev [Internet]. 16 Feb 2016 [citado 29 Jan 2023];2016(2). Disponible sur: http://doi.wiley.com/10.1002/14651858.CD006053.pub6

16 Sastre B, Ouassi M, Pirro N, Cosentino B, Sielezneff I. Cephalic duodenopancreatectomy in the era of evidence-based medicine. Ann Chir. junho de 2005;130(5):295-302.

17. Christians KK, Tsai S, Tolat PP, Evans DB. Critical steps for pancreaticoduodenectomy in the setting of pancreatic adenocarcinoma: Pancreaticoduodenectomy. J Surg Oncol. 1 Jan 2013;107(1):33-8.

18. Messager M, Sabbagh C, Denost Q, Regimbeau JM, Laurent C, Rullier E, et al. Qual é o valor da drenagem abdominal profiláctica em cirurgia digestiva electiva major? J Chir Viscérale. nov 2015;152(5):316-26.

19 Wente MN, Veit JA, Bassi C, Dervenis C, Fingerhut A, Gouma DJ, et al. Postpancreatectomy hemorrhage (PPH)-An International Study Group of Pancreatic Surgery (ISGPS) definition. Surgery. julho de 2007;142(1):20-5.

20. Bassi C, Marchegiani G, Dervenis C, Sarr M, Abu Hilal M, Adham M, et al. A atualização de 2016 da definição e classificação da fístula pancreática pós-operatória do Grupo de Estudo Internacional (ISGPS): 11 anos depois. Surgery. março de 2017;161(3):584-91.

21 Russell TB, Aroori S. Morbilidade específica do procedimento de pancreatoduodenectomia: uma revisão sistemática da incidência e dos factores de risco. ANZ J Surg. 2022;92(6):1347-55.

22 Herrera-Cabezón FJ, Sánchez-Acedo P, Zazpe-Ripa C, Tarifa-Castilla A, Lera-Tricas JM. Padrões de qualidade em 480 ressecções pancreáticas: um estudo observacional prospetivo. Rev Esp Enferm Dig. 2015;107.

23. Makni A. DPC technique et resultats à propos de 60 cas {thèse}. [Faculdade de Medicina de Tunes]: Faculté de médecine de Tunis; 2007.

24. BACCAR A. Morbidade e mortalidade precoce da DPC {tese}. [Faculdade de Medicina de Tunis]: Faculdade de Medicina de Túnis; 2016.

25. Hamdi Kbir Ghassen. Factores preditivos de DPC mobi mortalidade pós-operatória imediata 2019 {tese}. [Faculdade de Medicina de Tunes]: Faculté de médecine de tunis; 2019.

26 Yang YM. Factores de risco de derrame pancreático após pancreaticoduodenectomia. World J Gastroenterol. 2005;11(16):2456.

27 Morin B, Chiche L, Salame E, Lebreton G, Rouleau V, Segol P. Carcinological results of surgical excision of cephalic glandular pancreatic cancer. Ann Chir. Nov 2006;131(9):518-23.

28. Greenblatt DY, Kelly KJ, Rajamanickam V, Wan Y, Hanson T, Rettammel R, et al. Preoperative Factors Predict Perioperative Morbidity and Mortality After Pancreaticoduodenectomy. Ann Surg Oncol. agosto de 2011;18(8):2126-35.

29. Cameron JL, He J. Two Thousand Consecutive Pancreaticoduodenectomies. J Am Coll Surg. abril de 2015;220(4):530-6.

30. Dilek ON, Özşay O, Acar T, Gür EÖ, Çelik SC, Cengiz F, et al. Complicações de hemorragia pós-operatória após o procedimento de Whipple. Turk J Surg. 13 de junho de 2019;35(2):136-41.

31 Lee HG. Gestão da hemorragia de pseudoaneurismas após pancreaticoduodenectomia. World J Gastroenterol. 2010;16(10):1239.

32. Wellner UF, Kulemann B, Lapshyn H, Hoeppner J, Sick O, Makowiec F, et al. Postpancreatectomy Hemorrhage-Incidence, Treatment, and Risk Factors in Over 1,000 Pancreatic Resections. J Gastrointest Surg. março de 2014;18(3):464-75.

33 Feng J, Chen YL, Dong JH, Chen MY, Cai SW, Huang ZQ. Factores de risco, gestão e resultados da hemorragia pós-pancreaticoduodenectomia. Hepatobiliary Pancreat Dis Int. Oct 2014;13(5):513-22.

34. Uggeri F, Nespoli L, Sandini M, Andreano A, Degrate L, Romano F, et al. Análise dos factores de risco para hemorragia e resultados relacionados após pancreatoduodenectomia num centro de volume intermédio. Updat Surg. Dez 2019;71(4):659-67.

35 Farvacque G, Guilbaud T, Loundou AD, Scemamma U, Berdah SV, Moutardier V, et al. Hemorragia pós-pancreatectomia tardia e recorrência de sangramento após tratamento endovascular percutâneo: fatores de risco de um estudo bicêntrico de 307 pacientes consecutivos. Langenbecks Arch Surg. setembro de 2021;406(6):1893-902.

36. Gao F, Li J, Quan S, Li F, Ma D, Yao L, et al. Factores de risco e tratamento para hemorragia após pancreaticoduodenectomia: uma série de casos de 423 pacientes. BioMed Res Int. 2016;2016:1-9.

37. Lu J, Ding H, Wu X, Liu X, Wang B, Wu Z, et al. Hemorragia intra-abdominal após 739 pancreaticoduodenectomias consecutivas: factores de risco e tratamentos. J Gastroenterol Hepatol. junho de 2019;34(6):1100-7.

38 Ball CG, Pitt HA, Kilbane ME, Dixon E, Sutherland FR, Lillemoe KD. Peri-operative blood transfusion and operative time are quality indicators for pancreatoduodenectomy. HPB. setembro de 2010;12(7):465-71.

39 Boggi U, Chiaro MD, Croce C, Amorese G, Signori S, Candio GD, et al. Vascular Complications of Pancreatectomy.

40 .Kamada Y, Hori T, Yamamoto H, Harada H, Yamamoto M, Yamada M, et al. Hemorragia arterial fatal após pancreaticoduodenectomia: Como podemos realizar simultaneamente hemostasia completa e fluxo arterial hepático? World J Hepatol. 27 de abril de 2021;13(4):483-503.

41 Treckmann J, Paul A, Sotiropoulos GC, Lang H, Özcelik A, Saner F, et al. Sentinel Bleeding After Pancreaticoduodenectomy: A Disregarded Sign. J Gastrointest Surg. Feb 2008;12(2):313-8.

42 Ellison EC. Evidence-based management of hemorrhage after pancreaticoduodenectomy. Am J Surg. Jul 2007;194(1):10-2.

43 Mimatsu K, Fukino N, Kano H, Kawasaki A, Oida T. Laparotomia Cirúrgica para Hemorragia Arterial Retardada Repetida após Pancreaticoduodenectomia. Case Rep Gastroenterol. Feb 13, 2019;13(1):50-7.

44 Staerkle RF, Gundara JS, Hugh TJ, Maher R, Steinfort B, Samra JS. Gestão de hemorragia recorrente após pancreatoduodenectomia: hemorragia complexa pós-PD. ANZ J Surg. maio de 2018;88(5):E435-9.

45 Mañas-Gómez MJ, Rodríguez-Revuelto R, Balsells-Valls J, Olsina-Kissler JJ, Caralt-Barba M, Pérez-Lafuente M, et al. Hemorragia pós-pancreaticoduodenectomia. Incidência, diagnóstico e tratamento. World J Surg. Nov 2011;35(11):2543-8.

46 Beyer L, Bonmardion R, Marciano S, Hartung O, Ramis O, Chabert L, et al. Results of Non-operative Therapy for Delayed Hemorrhage after Pancreaticoduodenectomy. J Gastrointest Surg. maio de 2009;13(5):922-8.
47. Hwang K, Lee JH, Hwang DW, Song KB, Kwon J, Gwon DI, et al. Características clínicas e resultados do tratamento endovascular da hemorragia pseudoaneurismática latente após pancreaticoduodenectomia. ANZ J Surg [Internet]. Dez 2020 [citado 3 Abr 2023];90(12). Disponível em: https://onlinelibrary.wiley.com/doi/10.1111/ans.16184
48. Zhou TY, Sun JH, Zhang YL, Zhou GH, Nie CH, Zhu TY, et al. Hemorragia pós-pancreaticoduodenectomia: diagnóstico DSA e tratamento endovascular. Oncotarget. 27 de abril de 2017;8(43):73684-92.
49. Reddy JR, Saxena R, Singh RK, Pottakkat B, Prakash A, Behari A, et al. Reoperação após pancreaticoduodenectomia. Int J Surg Oncol. 2012;2012:1-9.
50 Kawaida H, Kono H, Hosomura N, Amemiya H, Itakura J, Fujii H, et al. Surgical techniques and postoperative management to prevent postoperative pancreatic fistula after pancreatic surgery. World J Gastroenterol. 28 Jul 2019;25(28):3722-37.
51 Malgras B, Dokmak S, Aussilhou B, Pocard M, Sauvanet A. Gestão da fístula pancreática pós-operatória após pancreaticoduodenectomia. J Visc Surg. 1 Feb 2023;160(1):39-51.
52 Bassi C, Dervenis C, Butturini G, Fingerhut A, Yeo C, Izbicki J, et al. Fístula pancreática pós-operatória: Uma definição do grupo de estudo internacional (ISGPF). Surgery. Jul 2005;138(1):8-13.
53 Alghamdi AA, Jawas AM, Hart RS. Utilização de octreótido para a prevenção de fístula pancreática após cirurgia pancreática electiva: uma revisão sistemática e meta-análise.
54 Li-Ling J, Irving M. Somatostatin and octreotide in the prevention of postperative pancreatic complications and the treatment of enterocutaneous pancreatic fistulas: a systematic review of randomized controlled trials. Br J Surg. 6 Dec 2002;88(2):190-9.
55 Ho CK, Kleeff J, Friess H, Büchler MW. Complicações da cirurgia pancreática. HPB. 2005;7(2):99-108.
56. Hackert T, Hinz U, Pausch T, Fesenbeck I, Strobel O, Schneider L, et al. Postoperative pancreatic fistula: We need to redefine grades B and C. Surgery. march 2016;159(3):872-7.

57. Balzano G, Pecorelli N, Piemonti L, Ariotti R, Carvello M, Nano R, et al. Relaparotomia para uma fístula pancreática após uma pancreaticoduodenectomia: uma comparação de diferentes estratégias cirúrgicas. HPB. Jan 2014;16(1):40-5.

58 Böttger TC, Junginger T. Factors Influencing Morbidity and Mortality after Pancreaticoduodenectomy: Critical Analysis of 221 Resections. World J Surg. Feb 1999;23(2):164-72.

59 Hu BY, Wan T, Zhang WZ, Dong JH. Factores de risco para fístula pancreática pós-operatória: Análise de 539 casos sucessivos de pancreaticoduodenectomia. World J Gastroenterol. 2016;22(34):7797.

60 Callery MP, Pratt WB, Kent TS, Chaikof EL, Vollmer CM. A Prospectively Validated Clinical Risk Score Accurately Predicts Pancreatic Fistula after Pancreatoduodenectomy. J Am Coll Surg. Jan 2013;216(1):1-14.

61 Lin J, Cameron J, Yeo C, Riall T, Lillemoe K. Factores de risco e resultados na fístula pancreaticoduodenectomia pós-pancreaticoduodenectomia. J Gastrointest Surg. 1 Dec 2004;8(8):951-9.

62. Gaujoux S, Cortes A, Couvelard A, Noullet S, Clavel L, Rebours V, et al. Fatty pancreas and increased body mass index are risk factors of pancreatic fistula after pancreaticoduodenectomy. Surgery. Jul 2010;148(1):15-23.

63. Fu SJ, Shen SL, Li SQ, Hu WJ, Hua YP, Kuang M, et al. Factores de risco e resultados da fístula pancreática pós-operatória após pancreatio-duodenectomia: uma auditoria de 532 casos consecutivos. BMC Surg. Dez 2015;15(1):34.

64 .McKay A, Mackenzie S, Sutherland FR, Bathe OF, Doig C, Dort J, et al. Meta-analysis of pancreaticojejunostomy *versus* pancreaticogastrostomy reconstruction after pancreaticoduodenectomy. Br J Surg. 17 de julho de 2006;93(8):929-36.

65. El Nakeeb A, El Sorogy M, Hamed H, Said R, Elrefai M, Ezzat H, et al. Fuga biliar após pancreaticoduodenectomia: Prevalência, factores de risco e gestão. Hepatobiliary Pancreat Dis Int. Fev 2019;18(1):67-72.

66 Wente MN, Bassi C, Dervenis C, Fingerhut A, Gouma DJ, Izbicki JR, et al. Delayed gastric emptying (DGE) after pancreatic surgery: A suggested definition by the International Study Group of Pancreatic Surgery (ISGPS). Surgery. Nov 2007;142(5):761-8.

67 Petermann D, Ksontini R, Halkic N, Demartines N. Cephalic duodenopancreatectomy: indications, results and management of complications. Rev Med Suisse. 25 de junho de 2008;163(25):1563-6.

68. Hanna MM, Gadde R, Allen CJ, Meizoso JP, Sleeman D, Livingstone AS, et al. Esvaziamento gástrico retardado após pancreaticoduodenectomia. J Surg Res. maio de 2016;202(2):380-8.

69 Eisenberg JD, Rosato EL, Lavu H, Yeo CJ, Winter JM. Delayed Gastric Emptying After Pancreaticoduodenectomy: an Analysis of Risk Factors and Cost. J Gastrointest Surg. Sep 1, 2015;19(9):1572-80.

70 Degisors S, Caiazzo R, Dokmak S, Truant S, Aussilhou B, Eveno C, et al. Delayed gastric emptying following distal pancreatectomy: incidence and predisposing factors. HPB. 1 de maio de 2022;24(5):772-81.

71.Ç B, E S, O B. Factores de Risco para o Esvaziamento Gástrico Retardado após Pancreaticoduodenectomia. Pancreas [Internet]. 5 Jan 2022 [citado 7 Abr 2023];51(5). Disponível em: https://pubmed.ncbi.nlm.nih.gov/35835110/

72 Akizuki E, Kimura Y, Nobuoka T, Imamura M, Nagayama M, Sonoda T, et al. Reconsideração da tolerância à ingestão oral pós-operatória após pancreaticoduodenectomia: análise prospetiva consecutiva do esvaziamento gástrico retardado de acordo com a definição ISGPS e a quantidade de ingestão alimentar. Ann Surg. junho de 2009;249(6):986-94.

73 Lee YH, Hur YH, Kim HJ, Kim CY, Kim JW. O esvaziamento gástrico retardado está associado à preservação do anel do piloro em pacientes submetidos à pancreaticoduodenectomia? Asian J Surg. Jan 2021;44(1):137-42.

74 Eguchi H, Iwagami Y, Matsushita K, Tomimaru Y, Akita H, Noda T, et al. Ensaio clínico aleatório de pancreaticogastrostomia versus pancreaticojejunostomia relativamente à incidência de atraso no esvaziamento gástrico após pancreaticoduodenectomia. Langenbecks Arch Surg. Nov 2020;405(7):921-8.

75 Wellner UF, Sick O, Olschewski M, Adam U, Hopt UT, Keck T. Ensaio Clínico Randomizado Controlado de Centro Único Comparando Pancreatogastrostomia Versus Pancreaticojejunostomia Após Pancreatoduodenectomia Parcial. J Gastrointest Surg. Sep 2012;16(9):1686-95.

76 Qu H, Sun GR, Zhou SQ, He QS. Factores de risco clínico de atraso no esvaziamento gástrico em pacientes após pancreaticoduodenectomia: Uma revisão sistemática e meta-análise. Eur J Surg Oncol EJSO. março de 2013;39(3):213-23.

77 Lytras D, Paraskevas KI, Avgerinos C, Manes C, Touloumis Z, Paraskeva KD, et al. Therapeutic strategies for the management of delayed gastric emptying after pancreatic resection. Langenbecks Arch Surg. 18 Jan 2007;392(1):1-12.

78. Schmidt CM. Pancreaticoduodenectomy: uma experiência de 20 anos em 516 pacientes. Arch Surg. 1 de julho de 2004;139(7):718.
79. Han S liang, Zheng X feng, Shen X, Liu Z, Li J lin, Lan S hong, et al. Analysis of procedure-related complications after pancreatodoudenectomy. Indian J Surg. junho de 2010;72(3):194-9.
80. Simon R. Complicações após pancreaticoduodenectomia. Surg Clin North Am. 1 de outubro de 2021;101(5):865-74.
81 Velez-Serrano JF, Velez-Serrano D, Hernandez-Barrera V, Jimenez-Garcia R, Lopez de Andres A, Garrido PC, et al. Prediction of in-hospital mortality after pancreatic resection in pancreatic cancer patients: A boosting approach via a population-based study using health administrative data. Rocha F, editor. PLOS ONE. 7 de junho de 2017;12(6):e0178757.
82. Wanabee DMZ Benjamin B, fístula grauA, Ana, Ben Ali A, Mizouni A, Boudhokhan M, Nefis A, Attaoui MA, Kchaou A, Baraket O et al. CEPHALIC DUODENO PANCREATECTOMY - Monografia da associação cirúrgica tunisina: duodenopancreatectomia cefálica. Tunis; 2016. [Internet]. [cited 1 Apr 2023]. Disponível em: https://slideplayer.fr/slide/12847274/
83. Hill JS, Zhou Z, Simons JP, Ng SC, McDade TP, Whalen GF, et al. A Simple Risk Score to Predict In-Hospital Mortality After Pancreatic Resection for Cancer. Ann Surg Oncol. Jul 2010;17(7):1802-7.
84 Narayanan S, Martin AN, Turrentine FE, Bauer TW, Adams RB, Zaydfudim VM. Mortalidade após pancreaticoduodenectomia: avaliação das causas precoces e tardias da morte do paciente. J Surg Res. Nov 2018;231:304-8.
85. Shia B, Qin L, Lin K, Fang C, Tsai L, Kao Y, et al. Escores de comorbidade de idade como fatores de risco para mortalidade em 90 dias em pacientes com adenocarcinoma da cabeça do pâncreas que recebem uma pancreaticoduodenectomia: um estudo nacional de base populacional. Cancer Med. Jan 2020;9(2):562-74.
86. Editorial Board Mortalidade intra-hospitalar em 30 dias para pacientes idosos com câncer de pâncreas submetidos a pancreaticoduodenectomia. J Geriatr Oncol. maio de 2020;11(4):IFC.
87 Nagle RT, Leiby BE, Lavu H, Rosato EL, Yeo CJ, Winter JM. A pneumonia está associada a um alto risco de mortalidade após pancreaticoduodenectomia. Cirurgia. abril de 2017;161(4):959-67.

88 Kapoor VK. Complicações da pancreato-duodenectomia. Rozhl V Chir Mesicnik Ceskoslovenske Chir Spolecnosti. fev 2016;95(2):53-9.

89. Halloran CM, Ghaneh P, Bosonnet L, Hartley MN, Sutton R, Neoptolemos JP. Complications of Pancreatic Cancer Resection. Dig Surg. 2002;19(2):138-46.

APÊNDICES

Apêndice 1: Técnica cirúrgica: Procedimento de Whipple + montagem do tipo Child : (15-18)

Classicamente, a CPP envolve a ressecção de Whipple, a reconstrução de Child e a dissecção padrão dos gânglios linfáticos.
A CPP envolve a ressecção da cabeça do pâncreas, de todo o duodeno, da parte distal do estômago e dos canais biliares.
A dissecção dos gânglios linfáticos inclui a ressecção da lâmina retroportal.

Uma primeira abordagem à artéria mesentérica superior (AMS) é efectuada para tumores de grandes dimensões em que há dúvidas quanto à invasão vascular.

É geralmente utilizada a incisão bi-subcostal transversal em vez da abordagem mediana.
A primeira fase é exploratória para verificar se o tumor é respeitável.

Investigação e avaliação da ressecabilidade :

O objetivo deste momento é avaliar a viabilidade técnica e a utilidade de um procedimento de excisão.

- Palpação cuidadosa das cúpulas diafragmáticas, do fígado, do peritoneu, do intestino, dos seus mesos e do fundo de saco de Douglas, à procura de adenopatias suspeitas e de grãos de carcinose peritoneal;

- Colapso do ligamento gastro-hepático na pars flaccida, que dá acesso à região celíaca.

- A nível submesocólico, o descolamento dos primeiros centímetros do jejuno permite agarrar o pedículo mesentérico superior e procurar adenopatias suspeitas;

- Exame mais aprofundado do pâncreas e da lesão para avaliar a ressecabilidade da cabeça do pâncreas. Existem três fases básicas de libertação:

  - descolamento coloepiplóico completo, libertando sobretudo o ângulo colónico direito. Este descolamento dá acesso à cavidade posterior dos epiploons e permite a exploração da parte superior do mesocólon transverso, dos nódulos do pedículo mesentérico do istmo e do corpo da glândula;

  - Manobra de Kocher, alargada ao lado direito da aorta

- Clivagem entre a superfície anterior do eixo mesentérico-portal e a superfície posterior do istmo da glândula

Exérese :

Há quatro batidas sucessivas. A ordem em que são efectuados não é constante. Embora a maioria dos autores concorde que é necessário :

- Em primeiro lugar, a cabeça do pâncreas é libertada das suas ligações arteriais biliares e hepáticas (quanto mais não seja para reconhecer uma anomalia na distribuição vascular que modificaria a tática operatória): A vesícula biliar é separada do seu leito de forma anterógrada, com um bisturi elétrico, depois o ducto hepático comum é contornado e seccionado com um bisturi frio após ligadura do lado a jusante.

-A secção do estômago antes do pâncreas por razões de exposição, o momento da secção do jejuno não é unanimemente aceite. A secção do jejuno primeiro pode facilitar a libertação do ângulo de Treitz e a realização da manobra de desengate retro-mesentérico.

- Secção do pâncreas: é efectuada no lado oposto ao bordo esquerdo do eixo da veia porta, utilizando um bisturi frio e verificando a hemostase.

- Secção da lâmina retroportal: O bloco duodenopancreático é agarrado para expor a lâmina retroportal, um tecido denso que contém linfáticos, veias da cabeça do pâncreas e artérias posteriores que drenam para a AMS.

Restabelecimento da continuidade pancreatobiliodigestiva: abordagem da criança

Esta é a técnica mais clássica: o jejuno proximal drena o pâncreas, a via biliar e depois o estômago:
Começamos por uma anastomose pancreático-digestiva, nomeadamente a anastomose pancreático-jejunal, seguida da anastomose terminal-lateral hepático-jejunal, efectuada 20 a 30 centímetros a jusante da anterior,

terminando com uma **anastomose gastrojejunal**.

E acabamos por **esvaziá-lo**:

Recomenda-se a drenagem sistemática da cavidade peritoneal após a CEC(18).
Normalmente optamos por duas sondas Salem ou dois ralos Redon com ou sem lâmina ondulada.

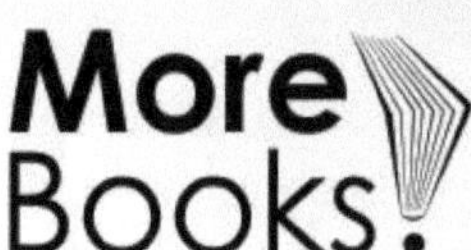

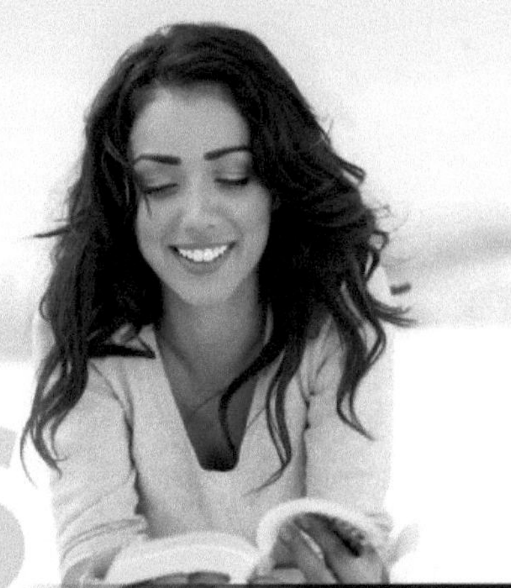

yes

I want morebooks!

Buy your books fast and straightforward online - at one of world's fastest growing online book stores! Environmentally sound due to Print-on-Demand technologies.

Buy your books online at
www.morebooks.shop

Compre os seus livros mais rápido e diretamente na internet, em uma das livrarias on-line com o maior crescimento no mundo! Produção que protege o meio ambiente através das tecnologias de impressão sob demanda.

Compre os seus livros on-line em
www.morebooks.shop

info@omniscriptum.com
www.omniscriptum.com

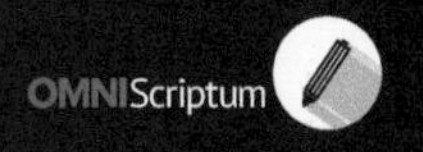

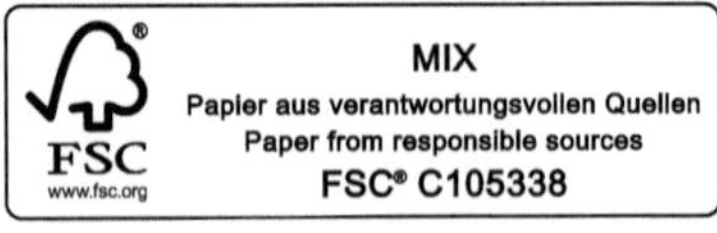

Printed by Books on Demand GmbH, Norderstedt / Germany